Studien des Büros für Technikfolgen-Abschätzung beim Deutschen Bundestag

herausgegeben vom

Büro für Technikfolgen-Abschätzung beim Deutschen Bundestag (TAB)

Das Büro für Technikfolgen-Abschätzung beim Deutschen Bundestag (TAB) berät das Parlament und seine Ausschüsse in Fragen des gesellschaftlich-technischen Wandels. Das TAB ist eine organisatorische Einheit des Instituts für Technikfolgenabschätzung und Systemanalyse des Karlsruher Instituts für Technologie (KIT).

Die „Studien des Büros für Technikfolgen-Abschätzung" werden vom Leiter des TAB, Professor Dr. Armin Grunwald, und seinen Stellvertretern, Dr. Christoph Revermann und Dr. Arnold Sauter, wissenschaftlich verantwortet.

Band 43

Michaela Evers-Wölk | Michael Opielka

Neue elektronische Medien und Suchtverhalten

Forschungsbefunde und politische Handlungsoptionen zur Mediensucht bei Kindern, Jugendlichen und Erwachsenen

unter Mitarbeit von Matthias Sonk

Nomos

edition sigma

Die Deutsche Nationalbibliothek verzeichnet diese Publikation in der Deutschen Nationalbibliografie; detaillierte bibliografische Daten sind im Internet über http://dnb.d-nb.de abrufbar.

ISBN 978-3-8487-3341-5 (Print)

ISBN 978-3-8452-7678-6 (ePDF)

edition sigma in der Nomos Verlagsgesellschaft

1. Auflage 2016

Druck: Rosch-Buch, Scheßlitz

Inhalt

Zusammenfassung

Das Thema »Neue elektronische Medien und Suchtverhalten« rückt vor dem Hintergrund einer weiterhin zunehmenden zeitlichen, räumlichen und sozialen Verbreitung neuer elektronischer Medien sowie immer jüngerer Nutzer[1] in den Blickpunkt gesellschaftspolitischer Diskussionen. Die Nutzung verschiedener Medien findet zunehmend mobil in immer mehr Lebensbereichen statt. Je umfassender elektronische Medien im gesellschaftlichen Lebensalltag genutzt werden, desto größere gesellschaftliche Chancen, aber auch Risiken entstehen im Umgang mit ihnen. Insbesondere für Kinder und Jugendliche, die nach neuen Erlebnissen und Herausforderungen suchen, können mediale Welten zum zentralen Lebensraum mit Sogwirkung werden.

Vor diesem Hintergrund hat der Deutsche Bundestag das Büro für Technikfolgen-Abschätzung beim Deutschen Bundestag (TAB) mit einer Untersuchung zum Thema »Neue elektronische Medien und Suchtverhalten – Risiken, Bewältigungsstrategien und Präventionsmöglichkeiten« beauftragt. Der vorliegende Bericht fasst als Ergebnis dieses Auftrags die wissenschaftlichen Befunde zu Umfang und Folgen suchtartiger Mediennutzung zusammen und stellt gesellschaftspolitische Handlungsfelder zur Diskussion. Das Anliegen besteht darin, aktuelle Forschungsergebnisse und fachwissenschaftliche Deutungen für den gesellschaftlichen Diskurs und die Gestaltung gesellschaftspolitischer Rahmenbedingungen nutzbar zu machen.

Sucht und Gesellschaft

Der historisch gewachsene Begriff der »Sucht« ist von unterschiedlichen Deutungsmustern geprägt. War Sucht anfänglich eine Bezeichnung für jede körperliche Krankheit, prägten bis zu Beginn des 19. Jahrhunderts Leitvorstellungen von Begierde und (moralisch fragwürdiger und schuldhafter) abnormer Leidenschaft den Begriff. Im Zuge der naturwissenschaftlichen Durchdringung in den folgenden Jahrzehnten wird der Süchtige nicht mehr als moralisch schuldig, sondern aus medizinischer Sicht als krank diagnostiziert. Den Körper beherrschende Substanzen wie Alkohol, Kokain oder Morphium stehen im Zentrum der Auseinandersetzung; Sucht wird zunehmend als zwanghaftes Verhalten gegenüber bestimmten Rausch- und Betäubungsmitteln verstanden. Im Jahr 1950 schließlich definierte die Weltgesundheitsorganisation (WHO) Sucht als Zu-

1 Aus Gründen der besseren Lesbarkeit wird im Folgenden, sofern eine Differenzierung nicht von inhaltlicher Bedeutung ist, die maskuline Form für Personenbezeichnungen angewandt. Es sind damit stets beide Geschlechter gemeint.

stand periodischer oder chronischer Intoxikation, die für das Individuum und für die Gesellschaft schädlich ist und durch den wiederholten Gebrauch einer natürlichen oder synthetischen Droge hervorgerufen wird. 1957 erfolgte dann eine Differenzierung in »Abhängigkeit« und »schädlicher Gebrauch bzw. Missbrauch«.

Seit längerer Zeit wird das Suchtverständnis auf stoffungebundene Suchtformen ausgedehnt. Hierzu zählen Erscheinungen der Spiel-, Kauf-, Sex-, Arbeits- und Beziehungssucht sowie nicht zuletzt der Mediensucht. Die Auflistung der möglichen stoffungebundenen Abhängigkeiten ist nicht abgeschlossen: Je nach gesellschaftlichen Strukturen und Werten, individuellen Voraussetzungen und sozialem Umfeld können auch andere Verhaltensweisen in suchtartiger Weise ausgeübt bzw. als Sucht interpretiert werden. Der Suchtbegriff unterliegt mithin kulturell geprägten Deutungsmustern und Konstruktionsprinzipien, er ist immer auch abhängig von Konzepten der Normalität. Die Diskussion um das Thema »Neue elektronische Medien und Suchtverhalten« spiegelt damit aktuelle kulturelle und gesellschaftliche Wertefragen, die vor dem Hintergrund der technologischen Entwicklung aktualisiert, kritisch reflektiert und in den öffentlichen Diskurs sowie in die politische Gestaltung eingebracht werden müssen.

Neue elektronische Medien und Suchtverhalten

Das Thema »Neue elektronische Medien und Suchtverhalten« ist nicht klar konturiert. So befinden sich die Medien selbst und auch die Mediennutzungsmuster der Menschen in einem ständigen Veränderungsprozess. Zudem herrscht kein Einvernehmen darüber, was im Zuge der fortgeschrittenen Mediatisierung der Gesellschaft als »normales Mediennutzungsverhalten« verstanden wird. Bislang existiert keine genaue Definition von Mediensucht. Sowohl im öffentlichen und politischen als auch im wissenschaftlichen Diskurs werden divergierende Begriffe zur Bezeichnung des Phänomens herangezogen. Das Spektrum reicht von allgemeinen Bezeichnungen wie Medien- oder Internetsucht bis hin zu sehr spezifischen Bezeichnungen wie Onlinespielsucht oder Googlesucht. Die vorliegenden Studien zeichnen in der Folge einen uneinheitlichen Stand in dem vergleichsweise jungen Forschungsfeld.

In wissenschaftlichen Studien wird darauf verwiesen, dass zum einen der Fokus auf den im Vergleich zur Mediensucht differenzierteren Begriff der Internetsucht gelegt, zum anderen verschiedene Formen spezifischer Internetsucht unterschieden werden sollten. Im Folgenden werden dieser Strukturierung entsprechend aktuelle Forschungsergebnisse zur allgemeinen Internetsucht sowie zur Onlinespielsucht, Social-Network-Sucht, Onlinekaufsucht, Onlinesexsucht sowie Onlineglücksspielsucht diskutiert.

Allgemeine Internetsucht

Die allgemeine Internetsucht rückt eine Internetnutzung mit großem Zeitkontingent und ohne Präferenz für eine spezielle Internetanwendung in den Mittelpunkt. Zu den Risikofaktoren für die Ausbildung einer allgemeinen Internetsucht zählen eine starke soziale Isolation sowie Persönlichkeitsmerkmale wie Schüchternheit, Stressanfälligkeit, ein schwaches Selbstwertgefühl oder eine gering wahrgenommene soziale Unterstützung – z. B. durch Freunde oder Eltern. Als weiterer Risikofaktor wird das Fehlen von Bewältigungsstrategien für persönliche Probleme diskutiert. Zu den Folgen allgemeiner Internetsucht zählt die Vernachlässigung von privaten und gesellschaftlichen Aufgaben. Es kann zu negativen Konsequenzen in privaten Beziehungen oder zu Leistungsabfällen in Schule oder Beruf kommen. Hinsichtlich der Prävalenz der allgemeinen Internetsucht gibt es keinen homogenen Forschungsstand: Die geschätzten Raten bewegen sich unter Anwendung unterschiedlicher Messverfahren zwischen 1,0 und 10,3 % der jeweils untersuchten Stichproben.

Das Attraktivitätspotenzial des Internets wird im Zusammenhang mit der allgemeinen Internetsucht durch Eigenschaften der »Triple-A-Engine« beschrieben: Das Internet zeichnet sich aus durch einen ständigen und leichten Zugang (»accessibility«), der theoretisch weltweit, jederzeit und von überall her möglich ist, durch preiswerte und zeitsparende Nutzungsmöglichkeiten, die mit geringem Aufwand (»affordability«) in Anspruch genommen werden können und durch anonyme Nutzungsmöglichkeiten (»anonymity«). Weitere Attraktivitäts- und Bindungspotenziale liegen in der Möglichkeit der Gestaltung eigener Onlinewelten, sowohl in Bezug auf die Umgebung als auch auf die Person. Hinzu kommt, dass die Onlinewelten persistent sind: Sie bestehen auch außerhalb der eigenen Nutzungszeiten fort, sind zugänglich und werden weiterentwickelt. Aber auch dem Streben nach hedonistisch belohnenden Erlebnissen kommen internetbasierte Angebote in Form von attraktiver Grafikgestaltung sowie umfassender Einbindung von (Bewegt-)Bildern und interaktiven Elementen zunehmend entgegen. Mit der Verbreitung von 3-D- bzw. Augmented-Reality-Anwendungen werden neue Attraktivitäts- und Bindungspotenziale der Onlinewelten generiert.

In der wissenschaftlichen Literatur werden unterschiedliche Vorschläge zur diagnostischen Einordnung der allgemeinen Internetsucht gegeben. Dabei wird Internetsucht oft als Verhaltenssucht verstanden und es wird auf neurobiologische Entsprechungen von stoffgebundenen und stoffungebundenen Süchten rekurriert. Dagegen kann eingewendet werden, dass eine im Wesentlichen symptombasierte Diagnostik von Mediensucht die individuelle und soziale Bedeutung einer expansiven Mediennutzung verfehlt. Zwar basieren die etablierten medizinischen Diagnosesysteme auch bei einer symptom- bzw. verhaltensbasierten Diagnostik auf empirischen Befunden und Korrelationen von Indikatoren (Nutzungshäufigkeit, Schlaflosigkeit etc.). Aufgrund der Sozial- und Kulturgebundenheit (nicht nur) der Mediennutzung ist aber eine solche Diagnostik äußerst anfällig für oberflächliche Interpretationen und zeitgebundene politische wie scheinwissenschaftliche Ideologie. Die am wissenschaftlichen Diskurs Beteiligten müssen ihre epistemischen und anthropologischen Hintergrundtheorien offenlegen. Gerade das Thema Sucht im Verhältnis zum Normalverhalten ist außerordentlich zeit- und kulturgeprägt.

In den bekannten medizinischen Diagnosesystemen »International Statistical Classification of Diseases and Related Health Problems« (ICD) und »Diagnostic and Statistical Manual of Mental Disorders« (DSM) ist die allgemeine Internetsucht nicht enthalten, im wissenschaftlichen und politischen Diskurs ist die Anerkennung der Internetsucht als eigenständiges Krankheitsbild jedoch ein aktuelles Thema. Als Begleiterkrankungen der allgemeinen Internetsucht werden psychische Störungen wie Depression, soziale Ängste oder Aufmerksamkeitsdefizit-Hyperaktivitätsstörung (ADHS) benannt. Forschungsdesiderate betreffen z. B. die Frage, ob eine Depression die Wahrscheinlichkeit einer allgemeinen Internetsucht erhöht oder ob die Symptome einer allgemeinen Internetsucht zu einer depressiven Erkrankung führen.

Onlinespielsucht

Die Onlinespielsucht – auch als Computerspielsucht, Bildschirmspielsucht oder Internetspielsucht bezeichnet – wurde in den vergangenen Jahren intensiv diskutiert und stellt ein vergleichsweise gut beforschtes Subthema im Kontext der Mediensucht dar. Die begriffliche Rahmung, die Bewertung des Verhaltens und auch die Vorgehensweise bei der Definition der Untersuchungsvariablen im Rahmen empirischer Forschung belegen in den vorliegenden Studien jedoch auch hier ein erhebliches Spektrum an Herangehensweisen.

Als Risikofaktoren der Onlinespielsucht werden Persönlichkeitsvariablen wie hohe Impulsivität, Introversion sowie hoher Neurotizismus im Sinne der Neigung zu emotionaler Labilität, Ängstlichkeit und Traurigkeit diskutiert, aber auch Störungen im Antrieb sowie eine hohe Neigung zur Verschiebung von Aufgaben. Hinzu kommt ein überwiegend dysfunktionaler Copingstil: Onlinespiele werden genutzt, um dem Alltag zu entfliehen oder sich von negativen Befindlichkeiten, anstehenden Aufgaben oder belastenden interpersonellen Konflikten abzulenken. Zu den negativen Konsequenzen der Onlinespielsucht zählen körperliche Folgen: So gerät der Schlaf-wach-Rhythmus durcheinander, wenn Spieler regelmäßig nachts am Bildschirm sitzen, Muskeln werden überanstrengt, das Skelett fehlbelastet, es entstehen Kopfschmerzen und im Extremfall Thrombosen nach tagelangem Sitzen. Hinzu kommen negative soziale und berufliche Konsequenzen: Die Leistungen in Schule oder Beruf sinken infolge von Fehlzeiten, Übermüdung und Konzentrationsproblemen, mit Freunden und der Familie kommt es zu Konflikten, zuweilen wenden sich diese auch ganz ab.

Die Angaben zur Prävalenz der Onlinespielsucht differieren analog zu den unterschiedlichen Begriffsdefinitionen und Messverfahren in den wissenschaftlichen Studien: Die Werte schwanken zwischen 0,3 und 15% der jeweils untersuchten Stichproben. In Studien gibt es Verweise darauf, dass nicht alle Bevölkerungsteile gleich betroffen sind, sondern spezifische soziodemografische Merkmale auffallen. So gelten zum einen Jugendliche und zum anderen Jungen in Bezug auf Onlinespielsucht als gefährdeter als Erwachsene bzw. Mädchen. Allerdings mehren sich die Anzeichen, dass die alters- und geschlechtsbezogene Differenzierung geringer wird.

Das Attraktivitätspotenzial der Onlinespiele liegt in der Anzahl und Vielfalt der Genres und Nutzungsmöglichkeiten. Neuere Impulse gehen von mobilen Spieleangeboten für Smartphones und Tablets aus, aber auch von sogenannten Free-to-play-Spielen. Zudem haben sich die Distributionswege geändert, viele Spiele erlauben das weltweit vernetzte Spielen. Die Attraktivitätspotenziale von bestimmten Onlinespielen liegen vor allem in den offenen Spielwelten: Es bestehen immer wieder neue Ziele, die erreicht werden sollen und können. Zudem sind die Spielwelten persistent, die Spieler interagieren zeitweise allein, zumeist aber in Gruppen mit der Spielwelt. In aller Regel werden Leistungen belohnt, z. B. durch das Erreichen höherer Spielelevels. Zudem fördern Spiele mit Wettbewerbscharakter und Zeitnahme die Motivation der Spieler. Die Kommunikation im Team, und zwar sowohl vor als auch während und nach dem Spiel, führt zu einer Verstärkung der Teamidentifikation. Insbesondere die Empfindung, Teil eines erfolgreichen Teams zu sein, scheint das Selbstwertgefühl in hohem Maße positiv zu beeinflussen. Die Attraktivitätspotenziale liefern Hinweise für Bindungspotenziale. Valide Befunde, die bestimmten Faktoren und Gestaltungsprinzipien von Onlinespielen eine »suchtinduzierende« Wirkung nachweisen, liegen bislang nicht vor.

Die Onlinespielsucht wird durch Suchtkriterien erklärt, die bei stoffgebundener Sucht, aber auch in Analogie zur Glücksspielsucht beobachtet werden. Als ein Symptom wird die hohe Nutzungszeit von Onlinespielsüchtigen benannt: Nicht selten füllen die Spielzeiten alle Freiräume aus, die nicht durch leistungsbezogene Tätigkeiten bzw. Schlaf eingenommen werden. In den wissenschaftlichen Studien wird gleichzeitig darauf aufmerksam gemacht, dass die Nutzungszeiten von Onlinespielen allein kein hinreichendes Kriterium für eine Suchtdiagnose darstellen. Diagnosen werden vor allem aufgrund der Phänomenologie des Suchtverhaltens und der entsprechenden Folgeerscheinungen gestellt. In den USA wurde die »Internet gaming disorder« als Störungsbild zum ersten Mal im Jahr 2013 als Forschungsdiagnose in die Sektion 3 des DSM-5 übernommen. Damit wird das Störungsbild zwar nicht als formale Diagnose im Klassifikationssystem anerkannt, jedoch erstmals eindeutig im Rahmen eines Klassifikationssystems definiert. Für die »Internet gaming disorder« finden sich im DSM-5 detaillierte Diagnosekriterien, von denen mindestens fünf Kriterien über eine Periode von zwölf Monaten Dauer erfüllt sein müssen: gedankliche Vereinnahmung, Entzugserscheinungen, Toleranzentwicklung, Kontrollverlust, Fortsetzung trotz negativer Konsequenzen, erhaltensbezogene Vereinnahmung, dysfunktionale Stressbewältigung, Dissimulation sowie Gefährdungen und Verluste.

Zu den häufigsten Begleiterkrankungen der Onlinespielsucht zählen depressive Störungen, Angststörungen sowie insbesondere bei Heranwachsenden die Aufmerksamkeitsdefizit-Hyperaktivitätsstörung (ADHS). Zugleich wird dargelegt, dass insbesondere bei jungen Patienten und solchen, deren Suchtverhalten vergleichsweise milde ausgeprägt ist, die Sucht nach Onlinespielen auch unabhängig von anderen psychischen Erkrankungen auftreten kann.

Social-Network-Sucht

Die Sucht nach sozialen Netzen (Social-Network-Sucht) ist bislang wenig erforscht. In verschiedenen Studien wird ein Bedarf angezeigt, die Social-Network-Sucht als eigenständige Variante der Internetsucht hervorzuheben, zum einen aufgrund der stark steigenden Nutzungsdauer und zum anderen aufgrund gleicher Symptome wie bei stoffgebundenen und anderen stoffungebundenen Süchten. Wie im ganzen Spektrum der Mediensucht werden im Zusammenhang mit Social-Network-Sucht verschiedene Begriffe genutzt: Hierzu zählen Onlinekommunikationssucht, Social-Media-Sucht, Chatsucht oder auch angebotsspezifische Begriffe wie Twitter-Tweet-Sucht, WhatsApp-Sucht oder Facebooksucht.

Aufgrund der verschiedenen Begriffsdefinitionen und Untersuchungsansätze, was unter Social-Network-Sucht zu verstehen ist, werden unterschiedliche Prävalenzen von Social-Network-Sucht genannt. In einigen Studien finden sich Hinweise darauf, dass Jugendliche und darunter insbesondere Mädchen besonders gefährdete Nutzergruppen repräsentieren. Zudem werden Persönlichkeitsvariablen wie Neurotizismus und – insbesondere bei jüngeren Nutzern – Extraversion, soziale Isolation, Einsamkeit und soziale Ängstlichkeit als Risikofaktoren diskutiert. Im Vordergrund der negativen Effekte steht die Abnahme von lebensweltlicher, sozialgesellschaftlicher Kommunikation und Teilhabe. Vereinzelt wird erläutert, dass Nutzer von sozialen Netzen schlechtere Noten haben und ein negativer Einfluss auf das Zeitmanagement vorliegt (zu erledigende Aufgaben werden aufgeschoben, Konzentrationsschwächen entstehen). Aber auch auf zwischenmenschliche Beziehungen kann die Social-Network-Sucht negativen Einfluss ausüben (z. B. Vernachlässigung der Beziehungen, Cyberstalking).

Als wichtiges Attraktivitätspotenzial sozialer Netze gelten die Befriedigung sozialer Bedürfnisse und die Möglichkeit (und Notwendigkeit) der Selbstoffenbarung. Die zunehmend verfügbaren Ortungsfunktionen in den sozialen Netzen vergrößern das Potenzial zur Bildung von Interessengemeinschaften und anderen sozialen Gruppen noch dadurch, dass sie das virtuelle Umfeld mit dem geografischen zur Deckung bringen können. Die eigene Selbstdarstellung in sozialen Netzen ist dabei immer auch eine Suche nach Bestätigung der Identität durch andere. Positive Reaktionen, etwa durch »Likes« auf Postings, dienen als Gradmesser für die Beliebtheit und tragen zum Selbstbewusstsein bei. Das kann zu einem regelrechten Konkurrenzkampf im Freundeskreis um die meisten »Likes« führen, der die Nutzer entsprechend bindet.

In phänomenologischen Analysen der Social-Network-Sucht werden eine hohe Nutzungsfrequenz bis hin zu zwanghaften Besuchen von sozialen Netzen und das Nutzungsmotiv genannt, Verantwortlichkeiten in der realen Welt vermeiden zu wollen. Aber auch mangelnde Selbstdarstellungsfähigkeiten werden diskutiert, die zur Vermeidung realer zugunsten virtueller Beziehungen führen, auch weil virtuelle Kommunikationsformen mehr Kontrolle über das Dargestellte und damit auch über die Beziehung zum Gegenüber erlauben. Bislang gibt es keine spezifischen diagnostischen Kriterien für Social-Network-Sucht, sodass auf die allgemeinen Kriterien für Internetsucht zurückgegriffen werden muss. Auch liegen bis heute keine Untersuchungen vor, die Aufschluss über andere psychische Erkrankungen geben, die eine Social-Network-Sucht typischerweise begleiten (können). Anhaltspunkte gibt es für einen Zusammenhang zwischen Social-Network-Sucht und depressiven Störungen, vermutet werden Begleiterkrankungen wie soziale Ängste bzw. soziale Phobien.

Onlinesexsucht

Onlinesexsucht wird auch als Internet- oder Cybersexsucht bzw. als exzessiver oder zwanghafter Pornografiekonsum bezeichnet. Die Begriffe werden undifferenziert und heterogen verwendet. In einem weiten Verständnis beinhaltet Onlinesexsucht sowohl die exzessive Nutzung direkter computervermittelter Interaktionen zur sexuellen Erregung und Befriedigung als auch zwanghafte bzw. problematische Nutzungsweisen von Onlineerotika und -pornografie. Bei Onlinesexsucht besteht die Gefahr, dass Masse und Varianz des online verfügbaren sexuellen Inhalts zur Entdeckung neuer Vorlieben im Kontext von Anonymität und Entpersonalisierung (bis hin zu Entmenschlichung) führen können. Nicht zuletzt ist die sexualisierte Gesellschaft Auslöser für die Etablierung verschiedener Onlinesexphänomene, die aus Sicht mancher Experten schon fast den »Normalzustand« darstellen und durch die Wissenschaft wenig problematisiert werden. Diese drei Aspekte (Gefahr der Chronizität, großes Angebot, sexualisierte Gesellschaft) werden als mögliche Auslöser eines beschleunigten Prozesses hin zur Sucht diskutiert. Als negative Folgen von Onlinesexsucht werden negative Konsequenzen im beruflichen, sozialen oder Freizeitbereich diskutiert, aber auch eine erhöhte sexuelle Aggression bzw. Gewalttoleranz gegenüber Frauen. Nicht zuletzt wird auf die negativen Folgen für die betroffenen Partner bzw. Familien der Onlinesexsüchtigen hingewiesen: Das Spektrum reicht hier von Trennungen bis hin zu einem erhöhten Leistungsdruck und Abwertungen der realen Beziehungen und von Sexualität.

Als Risikofaktoren werden Persönlichkeitsmerkmale wie eine hohe sexuelle Kompulsivität, aber auch ein für viele Onlinesexsüchtige charakteristischer dysfunktionaler Copingstil diskutiert. Hiermit ist gemeint, dass sich Betroffene online auf positive Weise begeistert, enthemmt, attraktiv etc. fühlen, offline hingegen frustriert, besorgt, gehemmt etc. Prävalenzschätzungen zur Onlinesexsucht divergieren zwischen 1 und 8,3 %. Aufgrund von Unwissenheit, Verleugnungstendenzen und Schuldgefühlen, aber auch von Scham wird eine hohe Dunkelziffer vermutet. Einige Studienergebnisse führen aus, dass mehr Männer als Frauen von Onlinesexsucht betroffen sind.

Als Attraktivitäts- und Bindungspotenzial gilt die »einfache« Zugänglichkeit zu pornografischen Darstellungen und Onlinesexangeboten. Mittels der elektronischen Medien sind diese Inhalte grundsätzlich schnell, anonym und bequem, zunehmend auch mobil und kostenfrei verfügbar. Zudem bieten neue technologische Möglichkeiten eine Unterstützung der Liveinteraktion (z. B. »virtuelles Abtasten« des jeweils anderen), aber auch qualitativ veränderte Darstellungsmöglichkeiten im 3-D-Bereich, zunehmend gekoppelt mit Virtual-Reality-Brillen oder 3-D-Chats. Da die Server der Betreiber von Onlinesexangeboten sich in aller Regel nicht in Deutschland befinden und damit auch die Bereitstellung solcher Angebote nicht dem deutschen Recht unterliegt, werden zudem scheinbar rechtsfreie Räume für die Platzierung von Onlinesexinhalten geschaffen. Hierdurch wird ermöglicht, dass Onlinesex auch mit strafbaren Handlungen/ Inhalten angeboten und konsumiert werden kann.

Onlinesexsucht zeigt eine symptomatische Ähnlichkeit zur klassischen Sexsucht und wird daher als Unterform dieser Verhaltensform aufgefasst. Aufgrund der Spezifität der Medien und anderer Formen der Sexsucht werden jedoch spezifische Diagnosekriterien eingefordert. Bislang existiert keine eigenständig anerkannte Diagnose für den psychopathologischen Symptomkomplex, der durch die exzessive bzw. abhängig machende Nutzung von Onlinesexangeboten hervorgerufen wird.

Begleiterkrankungen der Onlinesexsucht sind bis heute ungenügend erforscht. Die wenigen verfügbaren Studien basieren in der Regel auf selektiven (anfallenden) Stichproben (z. B. Teilnehmer aus Selbsthilfegruppen) oder auf Onlineumfragen; klinische Beschreibungen werden häufig ohne Differenzierung zwischen hypersexuellem (Offline-)Verhalten und Onlinesexsucht vorgenommen. Vereinzelt explizieren Studien Zusammenhänge zwischen sexuellem Missbrauch in der Vorgeschichte und anderen stoffgebundenen Abhängigkeitserkrankungen sowie komorbiden Essstörungen. Weitere Hinweise legen zudem einen Zusammenhang nahe zwischen Onlinesexsucht und Somatisierung im Sinne körperlicher Beschwerden ohne organisch fassbaren Befund, die zu andauernden Klagen und Arztkonsultationen führen, sowie Zwanghaftigkeit, Unsicherheit im Sozialkontakt, Depressivität, paranoidem Denken, Psychotizismus, Ängstlichkeit, phobischer Angst und Feindseligkeit sowie Aggressivität.

Onlinekaufsucht

Die Bedeutung der Kaufsucht ist vor dem Hintergrund der zunehmenden Kommerzialisierung der Gesellschaft sowie der Möglichkeiten rund um die elektronischen Medien gestiegen. Dabei wird unter Kaufsucht das episodisch auftretende, zwanghafte Kaufen von Konsumgütern und Dienstleistungen verstanden. Die erworbenen Güter werden dabei in aller Regel nicht unbedingt gebraucht. Allerdings herrscht bis heute in der Forschung keine Einigkeit darüber, ob das beschriebene Phänomen als Kaufsucht, Kaufzwang oder auch allgemeiner als problematisches bzw. pathologisches Kaufen bezeichnet werden sollte. Die Möglichkeiten des Internets und die damit einhergehenden Möglichkeiten zum Onlinekaufen erweitern die Potenziale zur Entstehung und Entwicklung von Kaufsucht. Begrifflich werden u.a. Onlinekaufsucht, Internetkaufsucht, Onlineshoppingsucht, Internetshoppingsucht, Onlinekaufzwang sowie auch das problematische und pathologische Onlinekaufen verwendet. Kaufsucht und Onlinekaufsucht werden durch gesellschaftliche Werte einer Konsumgesellschaft gestützt. In der Folge nehmen betroffene Menschen das Suchthafte an ihrem Verhalten selbst oft nicht wahr – und falls doch, so ist es vergleichsweise einfach, diesen Umstand vor dem sozialen Umfeld zu verbergen.

Als Risikofaktoren der Onlinekaufsucht werden vor allem hohe Depressionswerte gepaart mit einer starken materiellen Werteorientierung diskutiert, die das Risiko für eine generelle Kaufsucht erhöhen. Zudem sollen ein niedriges Selbstwertgefühl, Impulsivität und defizitäre Selbstregulation sowie negative Befindlichkeiten wesentliche individuelle Bedingungsfaktoren darstellen. Bislang liegen keine Studien zu den spezifischen negativen Folgen einer Onlinekaufsucht vor. Klinische Erfahrungen zeigen negative persönliche, ökonomische und soziale Konsequenzen für die betroffenen Menschen und deren Angehörige und Freunde. Im Einzelnen genannt werden Einschränkungen in der Lebensqualität (u.a. durch familiäre Zerrüttung oder soziale Isolation) und in der beruflichen Funktionsfähigkeit sowie weitreichende finanzielle Probleme durch Verschuldung (oft im fünfstelligen Bereich) und strafrechtliche Probleme (Zahlungsunfähigkeit, Veruntreuung von Geldern, Vortäuschen von Zahlungsfähigkeit). Nicht zuletzt resultieren negative gesellschaftliche Folgen, da z. B. die Gesundheitsausgaben und sozialen Kosten steigen.

Aufgrund der Anwendung verschiedener Kriterien und Messinstrumente divergieren die Prävalenzschätzungen der Onlinekaufsucht. In den Studien wird die Onlinekaufsucht zudem nicht spezifiziert, sondern – mehr oder weniger explizit – als Teil der generellen Kaufsucht verstanden. Für Deutschland werden Prävalenzen zwischen 5 und 8 % der Bevölkerung genannt. Jüngere Menschen seien häufiger von der Kaufsucht betroffen als ältere, so das Ergebnis einzelner Studien.

Als wesentliches Attraktivitätspotenzial von Onlinekaufangeboten werden stimulierte externe Anreize der Kaufsucht genannt, also Marketingstimuli und Werbung sowie Produkt- und Finanzierungsangebote. Hierbei werden verstärkt gespeicherte Informationen systematisch ausgewertet und werblich eingesetzt (Stichworte: »Data-Mining«, »Big Data«). Es ist durch die oft bereits gespeicherten Kundenprofile auch einfach, neue Onlinebestellungen zu aktivieren. Attraktiv sind Onlinekäufe im Vergleich zu stationären Käufen durch die große Auswahl an Produkten (weltweite Produktpalette) und die prinzipielle Unabhängigkeit von Ladenöffnungszeiten. Zudem müssen keine Wartezeiten in Kauf genommen werden, und es sind schnelle und einfache Preisvergleiche möglich. Auf den einschlägigen Vergleichsportalen werden teilweise auch Gutscheine angeboten, durch die bestimmte Produkte (scheinbar) noch günstiger werden. Nicht zuletzt können beim Onlinekaufen die Waren i. d. R. innerhalb von 14 Tagen ohne Angabe von Gründen und kostenfrei zurückgeschickt werden.

Onlinekaufsucht wird als Störungsbild bislang weder einheitlich bezeichnet noch beschrieben. Es liegen keine anerkannten diagnostischen Kriterien für Kaufsucht und Onlinekaufsucht vor. Das Störungsbild hat als eigenständiges Störungsbild bis heute keinen Eingang in die gängigen Klassifikationssysteme erlangt, weder in die ICD noch in das DSM.

Die Onlinekaufsucht ist bezüglich typischer Begleiterkrankungen bislang kaum erforscht. Es bestehen Anhaltspunkte, dass bei den Betroffenen vermehrt Persönlichkeitsstörungen vorliegen, meist in Form von Depressionen und Angststörungen. Zudem gibt es Hinweise auf eine Verbindung zur Binge-Eating-Störung, zum schädlichem Substanzgebrauch sowie zwanghaftem Horten.

Onlineglücksspielsucht

Unter dem Begriff Onlineglücksspiele wird die Onlinebereitstellung von unterschiedlichen Glücksspieldiensten zusammengefasst: Hierzu zählen Sportwettdienste, Kasinoglücksspiele, Differenzwetten, Glücksspiele zur Verkaufsförderung, Glücksspiele von oder zugunsten von anerkannten karitativen oder gemeinnützigen Einrichtungen sowie Lotteriespiele. Das (mobile) Internet und andere interaktive technologische Plattformen (z.B. »Internet Protocol Television« [IPTV]) werden für verschiedene Zwecke genutzt: als Plattform für das Angebot an Glücksspieldiensten für die Verbraucher bzw. als Vertriebskanal (z.B. direkter Onlinekauf von Lotteriescheinen) sowie als Plattform, auf der die Verbraucher gegeneinander spielen oder wetten können (z.B. Wettaustausch oder Onlinepoker). In der Literatur finden sich zahlreiche sprachliche Bezeichnungen für problematische Formen des Glücksspielverhaltens. Im deutschsprachigen Bereich werden Begriffe wie das abhängige, exzessive, süchtige oder pathologische Onlineglücksspielen sowie »Onlineglücksspielsucht« genutzt.

Als Risikofaktoren werden – vor dem Hintergrund einer spärlichen Forschungslage – das männliche Geschlecht, aber auch negative Befindlichkeiten, Selbstwertprobleme, Defizite in der Selbstkontrolle, gesteigerte Impulsivität, Neurotizismus und eine wenig ausgeprägte Gewissenhaftigkeit mit entsprechend spontanem und ungenauem Handeln in die Diskussion gebracht. Es gibt derzeit nur wenige Studien, in denen die negativen Folgen explizit der Onlineglücksspielsucht in den Fokus genommen wurden. Es ist zu vermuten, dass teilweise die gleichen negativen Folgen wie beim allgemeinen Glücksspiel auftreten können. Hierzu zählen neben finanziellen Problemen vor allem Konflikte im familiären und sozialen Umfeld sowie Schuld- und Schamgefühle, depressive Symptome, psychosomatische Störungen, berufliche Probleme, Arbeitsplatzverlust, Verschuldung, Wohnungslosigkeit, kriminelle Taten und nicht zuletzt eine erhöhte Selbstmordgefährdung sowie erhöhter Suchtmittelgebrauch. Die vorliegenden Prävalenzschätzungen zur Onlineglücksspielsucht basieren auf unterschiedlichen Methoden und kommen zu unterschiedlichen Ergebnissen. Zudem wird oft nicht explizit zwischen Glücksspielsucht und Onlineglücksspielsucht differenziert, bzw. es bleibt unklar, ob beide Varianten in den Studien berücksichtigt wurden.

Die Attraktivitätspotenziale von Onlineglücksspielen zeichnen sich durch die drei Eigenschaften der » Triple-A-Engine« aus. Onlineglücksspiele können bequem orts- und zeitungebunden genutzt werden. Eine webbasierte Spielteilnahme lässt sich schnell und komfortabel realisieren. Ein Aufrufen der gewünschten Website und ein einmaliges Anlegen eines Benutzerkontos für die Identifikation reichen in aller Regel aus, um Onlineglücksspiele nutzen zu können. Onlinekasinos bieten ein umfassendes Spieleangebot, es gibt keine Warteschlangen. Zudem zeigen sich neue qualitative Attraktivitätspotenziale im Bereich der Visualisierung und Interaktivität. Moderne Softwarepakete ermöglichen komplexe Umsetzungen von Spielabläufen und eine attraktive Gestaltung des Spielambientes. Hinzu kommen oftmals gewährte finanzielle Anreize für Onlineangebote, es werden umfassende Willkommensboni für »Ersteinzahler« in Aussicht gestellt. Weitere Attraktivitätspotenziale von Onlineglücksspielen ergeben sich daraus, parallel auf unterschiedliche Onlineangebote zurückgreifen zu können. Die Häufigkeit eines Spielereignisses lässt sich dadurch deutlich erhöhen.

Die Glücksspielsucht ist im Gegensatz zu den anderen spezifischen Ausformungen der Internetsucht ein definiertes Krankheitsbild, sowohl im Kriterienkatalog ICD-10 als auch im DSM-5. Durch die WHO wurde Spielsucht bzw. das pathologische (krankhafte) Spielen bereits 1992 als Krankheit anerkannt. Dabei bezieht sich der Begriff Spielsucht und pathologisches Spielen hier explizit auf Glücksspiele. Von einem pathologischen Glücksspielverhalten (Spielsucht) wird ausgegangen, wenn die Spieler nicht mehr vernunftgesteuert in Maßen spielen und erst dann mit den Glücksspielen aufhören, wenn kein Geld mehr verfügbar ist. Im ICD-10 wird pathologisches Spielen in der Kategorie »Abnorme Gewohnheiten und Impulskontrollstörungen« (F63.0) geführt und wie folgt definiert: »Die Störung besteht in häufigem und wiederholtem episodenhaften Glücksspiel, das die Lebensführung des betroffenen Patienten beherrscht und zum Verfall der sozialen, beruflichen, materiellen und familiären Werte und Verpflichtungen führt.« Eine genauere Operationalisierung der Hauptkriterien erfolgt im DSM. Gestörtes Glücksspielen ist die erste stoffungebundene Sucht, die im DSM in den Bereich von »Sucht und zugehörige Störungen« aufgenommen wurde.

Begleiterkrankungen der Onlineglücksspielsucht wurden bislang nicht valide untersucht. Es wird eine gewisse Übertragbarkeit von Studienergebnissen zu Begleiterkrankungen der Glücksspielsucht auf die Onlineglücksspielsucht vermutet: Die Hauptdiagnose pathologisches Glücksspielen hängt häufig mit stoffgebundenen Abhängigkeitserkrankungen bzw. schädlichem Substanzgebrauch zusammen (Alkohol, Cannabis, Kokain). Daneben werden affektive sowie Angststörungen als komorbide psychische Störungen bei pathologischem Glücksspiel erörtert. Hinzu kommen antisoziale und zwanghafte Persönlichkeitsstörungen, die Borderline- und die selbstunsichere Persönlichkeitsstörung.

Bedeutung der Mediensucht für Kinder und Jugendliche

Kinder werden heute in eine mediatisierte Welt hineingeboren und somit von Anbeginn mit digitalen Medien konfrontiert. Aufgrund eines großen Angebots an technischen Geräten zur medialen Anwendung in den allermeisten Haushalten ist die Medien- und Internetnutzung für Kinder und Jugendliche fester Bestandteil ihrer alltäglichen Lebens- und Erfahrungsspielräume.

Unterschiedliche (Medien-)Sozialisationserfahrungen von Erwachsenen, Kindern und Jugendlichen führen oft zu emotional geprägten Spannungsfeldern in Familie oder Schule. Es mangelt häufig an gemeinsamen medienbezogenen Selbst-, Sozial- und Sacherfahrungen der Beteiligten. Auch besteht keine gesellschaftliche Werteklarheit, welches Mediennutzungsverhalten in welchem Alter »normal« und »gesund« bzw. für Medienerziehung und Medienpädagogik »ratsam« ist. Der dynamische, permanente Medienwandel verunsichert mitunter insbesondere diejenigen Erziehenden und Fach- bzw. Lehrkräfte, die nicht mit digitalen Medien groß geworden sind und stellt gleichzeitig für die Bereitstellung von adäquatem Orientierungswissen eine große Herausforderung dar. Es mangelt – im Zusammenhang mit der Mediennutzungs- und Suchtforschung – an validen, langfristig ausgerichteten Wirkungsstudien, aber auch an einer Infrastruktur bzw. organisatorischen Rahmenbedingungen für die Bereitstellung des vorhandenen Wissens und damit auch an einer validen Grundlage für adäquate pädagogische bzw. medienerzieherische Maßnahmen bzw. medizinisch-therapeutische Interventionen.

Als Gefährdungspotenziale der zunehmenden Durchdringung des alltäglichen Lebens mit elektronischen Medien und des individuellen Medienkonsums gelten in der frühkindlichen Entwicklung ein erhöhtes Risiko für Entwicklungsverzögerung, sprachliche Defizite und die Verschlechterung der Exekutivfunktionen sowie Aufmerksamkeitsstörungen, verminderte Gedächtnis- und Schulleistungen, Schlafprobleme und eine niedrige emotionale Reaktivität. Darüber hinaus werden in Bezug auf die Adoleszenz auch die Gefahr vermehrter impulsiver und aggressiver Handlungen sowie risikoreiches Verhaltens diskutiert.

Die in Studien ermittelten Prävalenzen für Mediensucht sind auch in Bezug auf Kinder und Jugendliche nicht konsistent, sondern schwanken stark. Gründe für diese heterogenen Befunde liegen zum einen in einer mehr oder weniger präzisen Einengung der verschiedenen Medienanwendungen, auf die sich das problematische Verhalten bezieht. Zum anderen gibt es eine große Heterogenität bei den eingesetzten Diagnose- und Messinstrumenten. In einer vergleichenden Studie in sieben europäischen Ländern wird für die Gruppe der 14- bis 17-Jährigen eine Gesamtprävalenz für internetabhängiges Verhalten von 1,2 % (12,7 % gefährdet) beziffert.

Um die Zeitstabilität suchtartiger Medien- und Internetnutzung zu untersuchen, müssten Längsschnitterhebungen durchgeführt werden, bei denen Kinder bzw. Jugendliche über einen längeren Betrachtungszeitraum beobachtet werden. Da Erhebungen dieser Art sehr aufwendig sind und das zu untersuchende Phänomen relativ neu ist, existieren bislang nur wenige Längsschnittstudien. In Anbetracht der vorliegenden Befunde kann konstatiert werden, dass zum einen die Forschung insgesamt vielfältiger geworden ist, die Betrachtung sich jedoch meist auf kleinere Stichproben und einzelne Erhebungszeitpunkte beschränkt bzw. nur geringe Haltequoten über die verschiedenen Befragungszeitpunkte realisiert werden konnten. Zum anderen ist der Forschungstand auch heterogen, die wenigen vorliegenden Studien führen zu keinem eindeutigen Ergebnis.

Hinsichtlich des Auftretens von exzessivem, problematischem bzw. pathologischem Mediengebrauch bei Jugendlichen bestehen Kontroversen zur Frage, ob es sich bei diesem Verhalten um eine individuelle zeitbezogene Phase stärkerer Mediennutzung handelt oder ob es ein zeitstabiles Suchtphänomen ist. Vereinzelt erhobene wissenschaftliche und klinische Erfahrungen liefern Hinweise für beide Thesen.

Stakeholder Panel TA

Die Ergebnisse der empirischen Erhebungen im Rahmen des Stakeholder Panel TA bestätigen die gesellschaftliche Relevanz des Problemfeldes »Neue elektronische Medien und Suchtverhalten« und zeigen, dass es durch wesentliche Akteure der (deutschen) Gesellschaft wahrgenommen wird. Nicht nur in der Wissenschaft, sondern in der Gesellschaft insgesamt erscheinen sowohl Interpretation als auch Schlussfolgerungen kontrovers. Die Ergebnisse der Onlinebefragung von insgesamt 2.560 Stakeholdern zeigen beispielsweise, dass etwa jeder Dritte der Befragten der These (eher) zustimmt, dass der öffentliche Diskurs über die Gefahren exzessiver Mediennutzung übertrieben sei. Gleichzeitig sind knapp 70 % der Befragten – insbesondere Mitarbeiter in Beratungsstellen, Psychologen und Therapeuten – der Auffassung, dass Mediensucht als eigenständige Krankheit anerkannt werden sollte. Im Zusammenhang mit den gesellschaftspolitischen Handlungsfeldern sprechen sich zudem 64 % der Befragten für Mindeststandards bei der Medienkompetenzvermittlung aus. Rund 57 % befürworten, dass Erziehungsverantwortliche und Fachkräfte zukünftig über Leitlinien zur Bewertung des Mediennutzungsverhaltens verfügen sollen. Etwa 45 % der befragten Stakeholder sind zudem der Auffassung, dass ein Schutz Minderjähriger vor suchtgefährdenden Onlineangeboten durchgesetzt werden sollte.

Handlungsoptionen

Die wissenschaftlichen Ergebnisse der vorliegenden Untersuchung zum Thema »Neue elektronische Medien und Suchtverhalten – Risiken, Bewältigungsstrategien und Präventionsmöglichkeiten« werden zu Handlungsoptionen entwickelt, die unterschiedliche gesellschaftliche, politische und wissenschaftliche Gestaltungsmöglichkeiten, -notwendigkeiten und -ziele in den Mittelpunkt rücken. Hierzu zählen insbesondere die im Folgenden angeführten Aspekte.

Verbesserung der wissenschaftlichen Erkenntnislage

Die Erkenntnislage im Themenfeld »Neue elektronische Medien und Suchtverhalten« ist unbefriedigend. Die verfügbaren Studien sind in der Regel explorativ und zeitpunktbezogen bzw. wenig auf eine langfristige und zeitraumbezogene Analyse der Wandlungsprozesse und Veränderungen ausgerichtet. Die Studien folgen unterschiedlichen Begriffen, Bewertungskriterien und Operationalisierungen von Phänomenen der Mediensucht und sind eher selten theoretisch fundiert. Es fehlt eine langfristige, prospektive und möglichst umfassend ausgerichtete Forschungsstrategie im Sinne der Betrachtung technischer, gesellschaftlicher, politischer, ethischer und anthropogener Dimensionen der Mediennutzung einschließlich ihrer diskursiven und prozesshaften Gestaltung. Dies gilt insbesondere vor dem Hintergrund, dass intensive Mediennutzung zunehmend zum Normalverhalten der Bevölkerung zählt und nicht zuletzt oft aus beruflichen Gründen erwartet wird. Auch fehlen Evaluationsstudien zu Therapien und Interventionsansätzen im Kontext von Mediensucht.

Stärkung des gesellschaftlichen Diskurses

Das Verständnis darüber, was Mediensucht genau meint, ist werteabhängig. Derzeit wird sozial unerwünschtes Verhalten häufig als Sucht deklariert, ohne über eine ausreichende gesamtgesellschaftliche und wissenschaftliche Reflexion des zugrundeliegenden Begriffsverständnisses sowie der zugrundegelegten Werte zu verfügen. Es bietet sich an, einen Diskurs zur Entwicklung einer gesellschaftlich und wissenschaftlich getragenen Wertebasis zu initiieren und zu klären, wo in etwa die Schwellenwerte zwischen Normalität und Sucht liegen. Ein Diskurs kann die unterschiedlichen Sichten, Zuständigkeiten, Kompetenzen und auch Machtverhältnisse der beteiligten Stakeholder nicht auflösen, aber die Kommunikation und Verständigung der Stakeholder fördern und unterstützen. Hierzu zählen insbesondere Kinder und Jugendliche, Eltern, pädagogische Fachkräfte, Fachverbände im Kontext von Medien und Sucht, aber auch (Kinder-)Ärzte, Psychotherapeuten und Sozialarbeiter sowie Träger wirtschaftlicher und politischer Verantwortung.

Mediensucht als eigenständiges Krankheitsbild diskutieren

Vor allem Experten aus den psychiatrienahen Disziplinen votieren für eine Aufnahme der Mediensucht sowie einzelner typologischer Ausprägungen als eigenständige Krankheit(en) in die diagnostischen Klassifizierungssysteme. Einwände erfolgen insbesondere von Jugendforschern, Pädiatern und Entwicklungspsychologen – hier wird zunächst mehr wissenschaftliches Wissen für die notwendige Beurteilung gefordert, inwieweit suchtartiger Medienkonsum insbesondere in Pubertät und Adoleszenz auch ein pädagogisch zu bewältigendes Entwicklungsthema bildet und durch eine möglicherweise ausufernde psychiatrische Diagnostik zu früh medikalisiert und stigmatisiert wird. Vor diesem Hintergrund gilt es, das Ziel einer Anerkennung von Mediensucht als eigenständiges Krankheitsbild in den gängigen Klassifikationssystemen zeitnah, inter- und transdisziplinär zu reflektieren und handlungsbezogene Schlüsse zu ziehen (vor allem im Zusammenhang mit der erwarteten Revision des ICD/ICD-11).

Gesellschaftliche Verantwortung von Unternehmen stärken

Unternehmen sollten verstärkt gesellschaftliche Verantwortung übernehmen und neben einer angepassten, nicht suchtfördernden Gestaltung medialer Angebote den Verbraucherschutz sowie insbesondere auch den Kinder- und Jugendmedienschutz konsequent anwenden. Medienangebote sollten auf ihre (Langzeit-)Bindungswirkung wissenschaftlich untersucht und ihr jeweiliges Gefährdungspotenzial für die Entstehung und Aufrechterhaltung süchtigen Verhaltens bewertet werden. Zudem ist zu überlegen, wie altersangemessene Limitationen für den Zugang zu suchtgefährdenden Medienangeboten implementiert und durchgesetzt werden können.

Prioritäre Verbesserung der Prävention

Zur Verbesserung der Prävention sollten sowohl Maßnahmen der breitenspezifischen Primärprävention zur Verhinderung der Entstehung von Mediensucht, als auch der risikogruppenfokussierten Sekundärprävention zur frühzeitigen Erkennung sowie der Tertiärprävention zur Bewältigung von Mediensucht gestärkt werden. Hierfür sind zum einen klare, standardisierte Bewertungs- und Diagnoseinstrumente erforderlich und zum anderen die Einbindung relevanter Akteure in die Präventionsprozesse (z.B. pädagogische Fachkräfte und Sozialarbeiter in Bildungs- und Freizeiteinrichtungen, Haus- sowie Kinderärzte). Eng hiermit verbunden ist auch der Anspruch auf ein geeignetes Schnittstellenmanagement, um etwaige Betroffene in ein sinnvolles Behandlungssystem zu überführen. Von hoher Bedeutung ist ferner, Möglichkeiten des Selbstschutzes sowohl von Erwachsenen als auch von Kindern und Jugendlichen gezielt zu fördern. Die bisherigen, im Bereich der Onlineglücksspiele unterschiedlichen Regulierungen und Kontrollaufsichten sollten fortlaufend geprüft und angepasst werden, um einen konsistenten und effektiven Verbraucherschutz sicherzustellen.

Verbesserung der psychosozialen Versorgungsstruktur

Die Versorgungsstruktur ist in Hinsicht auf den Zugang zu den verfügbaren Beratungs- und Behandlungsangeboten zu wenig niedrigschwellig ausgerichtet. Die vorhandenen Angebote werden nicht von allen relevanten (gefährdeten) Ziel- und Risikogruppen gut erreicht und in Anspruch genommen. Dies trifft z. B. auf die Zielgruppe der Mädchen zu. Angebotsstruktur und Angebote sollten entsprechend niedrigschwelliger gestaltet werden. Die derzeitigen Forschungslücken führen auch zu mangelnden Standards und fehlenden einheitlichen Leitlinien für die Diagnostik der, die Beratung über und die Behandlung/Therapie von Mediensucht im Kontext elektronischer Medien. Hier gilt es, die Versorgungsstruktur im Zuge neuer Erkenntnisse kontinuierlich zu verbessern und an die Bedarfe anzupassen. Zudem sollten die interdisziplinäre Vernetzung der Versorgungs- und Beratungseinrichtungen verbessert und etwa notwendige Schnittstellen zwischen Pädagogik- und Suchtangeboten bzw. Jugendhilfe, Familienhilfe und Schule systematisch entwickelt werden.

Einleitung I.

Das Thema »Neue elektronische Medien und Suchtverhalten« rückt vor dem Hintergrund einer weiterhin zunehmenden zeitlichen, räumlichen und sozialen Verbreitung neuer elektronischer Medien sowie immer jüngerer Nutzer in den Blickpunkt gesellschaftspolitischer Diskussionen. Je umfassender elektronische Medien in unserem Lebensalltag genutzt werden, desto größere gesellschaftliche Chancen, aber auch Risiken entstehen im Umgang mit ihnen. Insbesondere für Kinder und Jugendliche, die oftmals nach neuen Erlebnissen und Herausforderungen suchen, können die Onlinewelten zum zentralen Lebensraum mit Sogwirkung und ganz eigenem Suchtpotenzial werden.

Der historisch gewachsene Begriff der »Sucht« ist von unterschiedlichen Deutungsmustern geprägt und damit schwer zu definieren. In der Alltagssprache wird der Begriff heute nahezu inflationär gebraucht und in aller Regel mit negativen Assoziationen verbunden. Dies trifft auch auf die journalistische Medienberichterstattung zu, wenn beispielsweise »Computerjunkies« oder »Onlinesucht« thematisiert werden (Woratschka 2015). Das heutige Verständnis von Suchtkrankheit ist vor allem durch ein medizinisches und psychologisches Krankheitskonzept geprägt. In dieser Perspektive wird Sucht als Erkrankung verstanden, die in einem Kontrollverlust besteht: Das Handeln des Süchtigen entzieht sich seinem Willen (Haasen et al. 2010, S. 267; Kern 2013, S. 41).

Sucht wird in erster Linie mit stoffgebundenen Abhängigkeiten wie der Trunk-, Morphium- und Heroinsucht in Verbindung gesetzt. Sowohl in der Theorie als auch in der Praxis wird das Suchtverständnis seit einiger Zeit auf stoffungebundene Abhängigkeiten und exzessive Verhaltensweisen ausgedehnt. Die stoffungebundenen Abhängigkeiten umfassen Erscheinungen der Glücksspiel-, Kauf-, Fress-/Ess-/Ess-Brech-, Mager-, Sex-, Arbeits- und Beziehungssucht sowie nicht zuletzt der Mediensucht. Die Auflistung der potenziellen stoffungebundenen Abhängigkeiten ist nicht abgeschlossen, da je nach gesellschaftlichen Strukturen und kulturellen Werten, individuellen Voraussetzungen und sozialem (Beziehungs-)Umfeld auch andere Verhaltensweisen in suchtartiger Weise ausgeübt bzw. als Sucht interpretiert werden können. Der Suchtbegriff unterliegt mithin kulturell geprägten Deutungsmustern und Konstruktionsprinzipien, er ist also immer auch ein »soziales Konstrukt« und damit abhängig von Konzepten der Normalität (Keupp 1979; Kloppe 2004).

Die Erweiterung des Suchtverständnisses von Substanzen bzw. Stoffen, deren Wirkung zunächst naturwissenschaftlichen Deutungen obliegt, hin zu Verhalten und sozialer Wirkung, wofür Psychologie und Sozialwissenschaften zuständig sind, hat weitreichende wissenschaftliche, kulturelle und politische Folgen. Dabei wird auch konstatiert, dass durch den inflationären Gebrauch des Suchtbegriffs immer neue Problemgruppen geschaffen, Behandlungsbedürftigkeit unterstellt und große Teile der Gesellschaft »versüchtelt« werden. Spode (2013, S. 18) spitzt zu: »Es liegt auf der Hand, dass die Versüchtelung der Gesellschaft sich irgendwann selbst zerstört: Wenn alle süchtig sind, ist es keiner mehr.« Insofern ist der Suchtbegriff ein Sammelbegriff für eine Vielfalt von Deutungen, aber auch medizinischen und psychologischen Krankheitskonzepten. Er ist letztlich auch Ausdruck – im Wandel befindlicher – kultureller Werte sowie bestehender gesellschaftlicher Herausforderungen und von Problemen der heutigen Zeit.

In den vergangenen Jahren ist ein deutlicher Anstieg des gesellschaftlichen und wissenschaftlichen Interesses rund um das Phänomen »Neue elektronische Medien und Suchtverhalten« zu verzeichnen. Derzeit stehen in der medialen Berichterstattung – analog zur technisch-wissenschaftlichen Entwicklung – Warnungen vor der sogenannten »Handy- oder Smartphonesucht« im Mittelpunkt. Sowohl im öffentlichen und politischen als auch im wissenschaftlichen Diskurs werden durchaus divergierende Begriffe zur Bezeichnung des Phänomens herangezogen. Das Spektrum reicht von allgemeinen Bezeichnungen wie Medien- oder Internetsucht bis hin zu sehr spezifischen Bezeichnungen wie Onlinespielsucht oder Googlesucht. Die vorliegenden Studien zeichnen in der Folge einen recht uneinheitlichen Stand. Die verschiedenen Begriffsverwendungen entspringen einerseits sprachlichen Vorlieben, andererseits implizieren sie unterschiedliche inhaltliche Auffassungen, stehen nebeneinander und sind demnach symptomatisch für den gegenwärtigen Stand der Diskussion.

Im psychologisch-medizinischen Verständnis wird »Mediensucht« als stoffungebundene Verhaltenssucht diskutiert, sie ist in Deutschland bislang nicht offiziell als Erkrankung anerkannt. Im Bestreben aktueller medizinischer und psychologischer Arbeiten, die Phänomene der stoffungebundenen Abhängigkeiten zu verstehen, wird oftmals versucht, sie als Zwangsstörung, als Impulskontrollstörung oder im Sinne einer Abhängigkeit zu beschreiben (Batthyány 2012). Dabei wird unter Mediensucht in aller Regel ein Mediennutzungsverhalten mit Krankheitswert verstanden, bei dem die Symptome einer psychischen Abhängigkeit erlebt werden, ein klinisch relevanter Leidensdruck aus dem Verhalten resultiert und das Verhalten trotz negativer Konsequenzen aufrechterhalten wird (Rehbein et al. 2013). Bei der Frage, ob und wie klassische Kriterien auf das Phänomen suchtähnlichen Medienverhaltens anzuwenden sind, herrscht Uneinigkeit. Dies führt in der politischen und wissenschaftlichen Auseinandersetzung zu divergierenden Bewertungen, Kriterienkatalogen und dadurch auch zu unterschiedlichen Kenngrößen bei der Charakterisierung der Häufigkeit von Mediensucht in der Bevölkerung bzw. in bestimmten Gruppen (Prävalenzrate).

Vor diesem Hintergrund gewinnen die Aufarbeitung der wissenschaftlichen Befunde zum Thema »Neue elektronische Medien und Suchtverhalten« sowie die Auseinandersetzung mit den durchaus unterschiedlichen wissenschaftlichen und gesellschaftspolitischen Anliegen, Interessenlagen und Wertorientierungen der beteiligten Stakeholder, das heißt aller zum Thema involvierten Personengruppen, an Bedeutung. Letztlich geht es auch darum, aktuelle Forschungsergebnisse und Sichtweisen im Kontext des Themas »Neue elektronische Medien und Suchtverhalten« schneller in den gesellschaftspolitischen Alltag zu übertragen und für die prospektive Gestaltung gesellschaftlicher Rahmenbedingungen nutzbar zu machen.

Der Deutsche Bundestag hat das Büro für Technikfolgen-Abschätzung beim Deutschen Bundestag (TAB) mit einer Untersuchung zum Thema »Neue elektronische Medien und Suchtverhalten – Risiken, Bewältigungsstrategien und Präventionsmöglichkeiten« beauftragt. Der vorliegende Bericht fasst die wissenschaftlichen Befunde zu Umfang und Folgen suchtartiger Mediennutzung zusammen und stellt verschiedene gesellschaftspolitische Handlungsfelder zur Diskussion.

Aufbau und Inhalt des Berichts

Zunächst wird in Kapitel II der Zusammenhang zwischen Sucht und Gesellschaft betrachtet. Es erfolgen hier einerseits eine kurze etymologische Herleitung, andererseits eine Betrachtung verschiedener Deutungen. Anschließend werden gegenwärtige neurobiologische Befunde dargestellt, die sich auf den übergeordneten Bereich des menschlichen Belohnungssystems beziehen.

In Kapitel III wird das Konzept der Mediensucht in unterschiedliche Phänomene unterteilt und in strukturell vergleichbarer Form analysiert: So werden neben der allgemeinen Internetsucht die jeweils spezifische Onlinespielsucht, Social-Network-Sucht, Onlinesexsucht, Onlinekaufsucht sowie die Onlineglücksspielsucht betrachtet. Als gliedernde Kriterien werden neben einer Einordnung in den wissenschaftlichen und gesellschaftlichen Kontext (Begriffsverständnis, Hinweise auf Folgen, Prävalenzraten etc.) jeweils Fragen der Phänomenologie und Diagnostik sowie verfügbare Informationen zu etwaigen Begleiterkrankungen erörtert. Hinweise zum Stand gegenwärtiger Interventions- und Therapieansätze vervollständigen das Kapitel.

Nach einer Einordnung in das Thema werden spezifische Risiko- und Gefährdungspotenziale für Kinder und Jugendliche im Kontext von Mediensucht beleuchtet und Schlussfolgerungen für Interventions- und Präventionsansätze gezogen (Kap. IV). Zudem werden ausgewählte Ergebnisse empirischer Erhebungen zu den Perspektiven von Kindern und Jugendlichen selbst auf die Thematik »Neue Medien und Suchtverhalten« aufgezeigt.

Anschließend werden in Kapitel V ausgewählte Ergebnisse einer Onlinebefragung im Stakeholder Panel TA zum Thema »Neue elektronische Medien und Gefahrenpotenziale exzessiver Nutzung« vorgestellt.

Schließlich werden gesellschaftspolitische Handlungsoptionen im Kontext der Mediensucht vorgeschlagen und zur Diskussion gestellt (Kap. VI). Die Handlungsoptionen sind jeweils unterschiedlichen Gestaltungszielen untergeordnet.

Gutachter und Danksagung

Im Rahmen des TA-Projekts und für die Berichtserstellung wurde die relevante verfügbare Literatur gesichtet und ausgewertet. Hierzu und für die Bearbeitung wesentlicher Fragestellungen kooperierte das TAB mit ausgewiesenen Fachexperten in diesem Themengebiet. Im Auftrag des Deutschen Bundestages wurde ein Gutachten »Neue elektronische Medien und Suchtverhalten« an die Ambulanz für Spielsucht, Klinik und Poliklinik für Psychosomatische Medizin und Psychotherapie, Universitätsmedizin der Johannes Gutenberg-Universität Mainz vergeben. Die Autorengemeinschaft besteht aus folgenden beteiligten Personen bzw. Institutionen:

> Dr. sc. hum. Klaus Wölfling (Sprecher des Konsortiums), psychologische Leitung, Ambulanz für Spielsucht, Klinik und Poliklinik für Psychosomatische Medizin und Psychotherapie, Universitätsmedizin der Johannes Gutenberg-Universität Mainz;
> Prof. Dr. Matthias Brand, Allgemeine Psychologie: Kognition, Universität Duisburg-Essen;
> Prof. Dr. Christoph Klimmt, Direktor des Instituts für Journalistik und Kommunikationsforschung (IJK) an der Hochschule für Musik, Theater und Medien Hannover (HMTMH);
> Prof. Dr. Nicole Krämer, Sozialpsychologie – Medien und Kommunikation, Universität Duisburg-Essen;
> Prof. Dr. Sabine Löber, Lehrstuhl für Klinische Psychologie und Psychotherapie, Otto-Friedrich-Universität Bamberg;
> PD Dr. med. Dr. phil. Astrid Müller, leitende Psychologin, Klinik für Psychosomatik und Psychotherapie, Medizinische Hochschule Hannover;
> PD Dr. med. Bert te Wildt, Oberarzt, Klinik für Psychosomatische Medizin und Psychotherapie, LWL-Universitätsklinikum Bochum der Ruhr-Universität Bochum.

Das Gutachten bildet eine wichtige Basis dieses Berichts. Im laufenden Text sind jeweils Verweise darauf enthalten, welche Passagen sich schwerpunktmäßig auf das Gutachten stützen. Insofern Aussagen bzw. Inhalte des Gutachtens für den vorliegenden TAB-Arbeitsbericht verwendet wurden, erfolgt deren Zitierung wie folgt: Wölfling et al. (2015). Die Verantwortung für die Auswahl, Strukturierung und Verdichtung des Materials sowie dessen Zusammenführung mit weiteren Quellen sowie eigenen Recherchen und Analysen liegt selbstverständlich bei den Verfassern dieses Berichts.

Weitere Grundlagen des vorliegenden Berichts sind zudem zahlreiche Fachgespräche mit einschlägigen Experten. Hierzu zählen Prof. Dr. Lina Breitlauch, Game Design, Hochschule Trier; Dr. Reto Cina, leitender Arzt, Salus Klinik Lindow; Christian Schmidt, Lead Market Research Analyst bei der Bigpoint GmbH; Michael Töpler, Vorsitzender des Bundeselternrats; Dr. Theo Wessel, Geschäftsführer beim Gesamtverband für Suchthilfe e. V. des Fachverbandes der Diakonie Deutschland; Jannis Wlachojiannis und Kristin Schneider, Lost in Space; Prof. Dr. Martin Geisler, Ernst-Abbe-Hochschule Jena/ICS Spawnpoint; Jutta Croll, Geschäftsführerin I-KiZ – Zentrum für Kinderschutz im Internet; Dr. Paula Bleckmann, Kriminologisches Forschungsinstitut Niedersachsen e. V. Wir bedanken uns für ihre Gesprächsbereitschaft sowie ihre kenntnisreichen Einschätzungen.

Hinzu kamen Workshops mit den Gutachtern sowie eine eigenständige Befragungswelle im »Stakeholder Panel TA« (Technikfolgenabschätzung), das vom IZT als Teil des TAB-Konsortiums durchgeführt wurde.

Den Gutachtern sei an dieser Stelle ausdrücklich für die Ergebnisse ihrer Arbeit, die exzellente, angenehme Zusammenarbeit und die ausgeprägte Bereitschaft zu inhaltlichen Diskussionen herzlich gedankt. Dank gebührt insbesondere auch Dr. Christoph Revermann für die kritische Durchsicht und konstruktive Kommentierung und Korrektur von Entwürfen, Dr. Katrin Gerlinger für wertvolle Anregungen und Hilfestellungen während des TA-Prozesses, Johanna Kern, die in umsichtiger Weise die Aufbereitung der Abbildungen übernommen hat, sowie Brigitta-Ulrike Goelsdorf für die Korrektur des Manuskripts und das Endlayout.

Sucht und Gesellschaft II.

Perspektiven auf den Suchtbegriff 1.

Der Begriff »Sucht« stammt etymologisch vom gotischen Wort »suikan« ab und geht auf das Verb »siechen« zurück. Gleichbedeutend mit dem lateinischen »morbus« bedeutet er »krank sein« und war ursprünglich die generelle Bezeichnung für jede körperliche Krankheit, die nicht durch Unfälle oder Verletzungen herbeigeführt wurde (Haasen et al. 2010, S. 267). Zu diesem historischen Begriff der Sucht finden sich heute noch Bezüge bei Phänomenen wie Magersucht, Schwind- oder Fallsucht.

Der Suchtbegriff änderte mit der Moderne seine Bedeutung. Bis zu Beginn des 19. Jahrhunderts wurde er häufig synonym für »inquisitio, desiderium« (Begehren nach etwas, tendieren zu etwas) und allgemein als »passio« (Leidenschaft) beschrieben. Nun prägen Leitvorstellungen von heftiger, anhaltender Begierde und abnormer Leidenschaft den Suchtbegriff. Es wird zunehmend eine Monomanie damit verbunden, die Besessenheit von einer fixen Idee, die das Denken und Handeln auf das Erreichen bestimmter Ziele konzentriert (Haasen et al. 2010, S. 267). Sucht wird im Handbuch der philosophischen Wissenschaften von 1832 als »in physischer und moralischer Hinsicht ein leidenschaftlicher Hang oder eine mit Beharrlichkeit vorherrschende Neigung zu etwas« angesehen, die als Ausdruck »einer Art von Krankheit oder Seuche der Seele« interpretiert wird (Kloppe 2004, S. 139).

Ebenfalls im 19. Jahrhundert wurde im Zuge des Übergangs von den Lehren der Antike und des Mittelalters zur naturwissenschaftlichen Medizin die Sucht auch von Ärzten erforscht, beschrieben und behandelt. Die Entstehung des Krankheitsbegriffs der Trunksucht lässt sich ideengeschichtlich und sozialhistorisch auf die erste Hälfte, das Phänomen der Opiumsucht auf das Ende des 19. Jahrhunderts datieren (Kloppe 2004, S. 150 u. 164). Zu dieser Zeit waren die allgemeinen Merkmale stoffgebundener und stoffungebundener Suchterkrankungen bereits bekannt. Zu den vier damals besonders relevanten Suchtarten zählte neben der Trunk-, Morphium- und Kokainsucht auch die Spielsucht. Gabriel und Kratzmann reihten in ihrer Suchtmonografie aus dem Jahr 1936 die Spielsucht bei den sogenannten »Tätigkeitssüchten« ein.

Im 19. Jahrhundert, breitenwirksam jedoch erst im 20. Jahrhundert, änderte sich die gesellschaftliche Ansicht dahingehend, dass der Süchtige nicht mehr als moralisch schuldig bezeichnet, sondern aus medizinischer Sicht als krank diagnostiziert wurde. Die »Schuld« liegt mithin nicht in der Willensschwäche des Einzelnen oder seiner fehlenden Moralität, sondern in der Regel in der Substanz, die den Süchtigen zu seinen Handlungen zwingt. Dies hing auch mit der sozialökonomischen Situation im 19. Jahrhundert zusammen, die – als Folge der Industrialisierung – vom Wegbrechen ganzer Berufszweige, extrem langen Arbeitstagen sowie Armut, Not und häufig einem Gefühl von Perspektivlosigkeit geprägt war. Alkohol, Opiate und andere Substanzen dienten unter solchen Bedingungen in immer größeren Bevölkerungskreisen der Vertreibung des Hungers, der Aktivierung der letzten Kraftreserven durch Betäubung während der Arbeit und dem Ausblenden des »grauen Alltags« nach Feierabend. In der Folge engte sich der Begriff der Sucht im 19. Jahrhundert immer mehr auf das zwanghafte Verhalten gegenüber bestimmten Rausch- und Betäubungsmitteln ein. Das Abhängigkeitsparadigma geht also davon aus, dass der psychotrope (die menschliche Psyche beeinflussende) Stoff den süchtigen Menschen verändert. Diese Veränderung kann ungewollt sein, aber auch gewollt, um z. B. persönliches Leid zu betäuben (Haasen et al. 2010; Schlimme 2007; Spode 2013).

Im Jahr 1950 definierte die WHO den Begriff der Sucht als »Zustand periodischer oder chronischer Intoxikation, die für das Individuum und für die Gesellschaft schädlich ist und hervorgerufen wird durch den wiederholten Gebrauch einer natürlichen oder synthetischen Droge«. 1957 wurde zusätzlich der Begriff der Gewöhnung eingeführt und zwischen sucht- und gewöhnungserzeugenden Stoffen unterschieden. 1964 fiel der Entschluss, Sucht durch die Begriffe (psychischer oder physischer) »Abhängigkeit« und »schädlicher Gebrauch bzw. Missbrauch« zu ersetzen und zu differenzieren. Letztlich konnte jedoch auch der von der WHO genutzte Begriff der Abhängigkeit den Suchtbegriff nicht verdrängen. In der Literatur und auch im alltäglichen Gebrauch werden die Begriffe »Sucht« und »Abhängigkeit« heute häufig synonym, dabei gleichzeitig unscharf und uneinheitlich verwendet.

Die Entwicklung des Suchtbegriffs in der Moderne scheint damit von drei paradigmatischen Verständnissen geprägt: Im Übergang zur Moderne wird Sucht noch als moralisch-theologisches und damit geistig-seelisches Problem interpretiert, um dann mit der naturwissenschaftlichen Durchdringung der Wirklichkeit zum biologisch-medizinischen und damit vor allem materiellen Problem zu werden, in dem der Körper von Substanzen beherrscht wird. Das dritte Verständnis von Sucht als sozialer Konstruktion und psychologischer Konfliktregulation entfernt sich von der Substanzgebundenheit und konzentriert sich darauf, dass Suchtverhalten große Wirkungen auf soziale Beziehungen ausübt und durch soziale Bedingungen überhaupt erst entsteht. Alle drei Suchtbegriffe – der moralisch-theologische, der biomedizinische und der psychosoziale – existieren heute nebeneinander. Während der moralisch-theologische Suchtbegriff eher in der Peripherie der Weltgesellschaft überlebt, in fundamentalistischen Subkulturen, stehen der biomedizinische und der psychosoziale Suchtbegriff im offenen Wettbewerb um die Deutungshoheit.

Für die Zuständigkeit des klinischen Bereichs (Medizin, Psychologie, Psychiatrie) ist ein Krankheitsmodell bzw. -verständnis von Sucht wesentliche Voraussetzung. Es gibt heute zwei bedeutende internationale Klassifikations- und Diagnostiksysteme der Krankheiten und verwandter Gesundheitsprobleme: Zum einen das amerikanische System »Diagnostic and Statistical Manual of Mental Disorder« (DSM) der American Psychiatric Association (APA) und zum anderen die »International Classification of Diseases« (ICD) der WHO. Grundlage beider Klassifikationssysteme sind eine systematische Sichtung der Forschungsliteratur und umfangreiche Feldstudien zur Verständlichkeit und Anwendbarkeit der diagnostischen Kriterien. Es existieren schon länger Bestrebungen der WHO und der APA, beide Systeme weiter anzugleichen. Gegenwärtig wird vermutet, dass die neuesten Revisionen der beiden Klassifikationssysteme, das seit 2013 gültige DSM-5 und das 2017 erwartete ICD-11, wieder in vielen Aspekten vereinbar sein werden (Freyberger 2007; Heinz/Friedel 2014; Margraf/Milenkovic 2009; Schopen 1999; Schott/Tölle 2006; Uchtenhagen 2011; Wölfling et al. 2015).

Im Rahmen der medizinisch-psychologischen Definitionen von Sucht wird auf der phänomenologischen Ebene zwischen stoffgebundenen und stoffungebundenen Süchten unterschieden. Während stoffgebundene Süchte mit dem Konsum einer Substanz verbunden sind, bezeichnen stoffungebundene Süchte Formen mit einem unstillbaren Verlangen nach Vollzug einer Handlung.

Mann et al. (2013, S. 548) beschreiben Sucht folgendermaßen: »Als Kernelement [der stoffgebundenen Sucht] wird der Kontrollverlust angesehen. Der Betroffene hat Schwierigkeiten, die Einnahme zu kontrollieren bezüglich des Beginns, der Beendigung und der Menge des Konsums. Außerdem kommt es zu fortschreitender Vernachlässigung anderer Verpflichtungen, Aktivitäten, Vergnügen oder Interessen, d. h., das Verlangen nach der Substanz wird zum Lebensmittelpunkt. Der Gebrauch der Substanz(en) wird wider besseres Wissen und trotz eintretender schädlicher Folgen fortgesetzt. Des Weiteren berichten die Betroffenen über ein starkes, oft unüberwindbares Verlangen, die Substanz zu konsumieren (sogenanntes ›craving‹). Entzug und Toleranzentwicklung sind Teile des ›körperlichen‹ Abhängigkeitssyndroms. Als Toleranz bezeichnet man das Phänomen, dass der Betroffene immer größere Mengen der Substanz benötigt, damit die gewünschte Wirkung eintritt bzw. dass bei konstanter Menge die gewünschten Effekte ausbleiben, da der Körper neuroadaptiven Veränderungen unterliegt, die der Substanzwirkung entgegengesetzt sind. Wird die Substanz abgesetzt, kommt es zu Entzugssymptomen, die als Ausdruck der neuroadaptiven Prozesse des zentralen Nervensystems infolge des Substanzkonsums verstanden werden können.«

Stoffungebundene Süchte werden heute auch als »Verhaltenssucht« oder als »Tätigkeitssucht« bezeichnet. Dabei gilt Verhalten mit Suchtpotenzial zunächst als »normale« Handlung, die nicht zwingend problematisiert werden muss.

Während bei stoffgebundenen Süchten Kriterien wie Toleranzentwicklung und Entzugssymptome neurobiologisch zu beschreiben sind und daraus ein operationalisierbares Krankheitsbild abgeleitet werden kann, zeigen stoffungebundene Süchte schwerer zu operationalisierende neurobiologische Krankheitsbilder auf und unterliegen somit eher einer normativen Bewertung (Mann et al. 2013).

In jüngeren Arbeiten der Suchtforschung wird eine Unterscheidung zwischen stoffgebundenen und stoffungebundenen Süchten als nachrangig bewertet, da mehr Gemeinsamkeiten als Unterschiede vermutet werden. »Bei ›Verhaltenssüchten‹ werden analog zur ›Substanzabhängigkeit‹ auch Phänomene wie Entzugssymptome und Toleranzeffekte beobachtet. So zeigen die betroffenen Menschen beispielsweise eine dysphorische Stimmung, wenn sie an der Ausübung des exzessiven Verhaltens gehindert werden, was als Entzugssymptom verstanden wird. Bei konstanter Zahl der Wiederholungen der entsprechenden Handlungen nehmen die begleitenden positiven Gefühlszustände ab, oder aber die Intensität der Verhaltensweisen muss zunehmen, um ähnlich positive Effekte zu erzielen (d.h. Toleranzentwicklung)« (Mann et al. 2013, S. 548). Insgesamt können bei den stoffungebundenen Süchten gleiche Symptomgruppen wie bei der stoffgebundenen Sucht beobachtet werden: Hierzu zählen vor allem Toleranzentwicklung, Entzugssymptome, kognitive Salienz (verstärkte Wahrnehmung suchtassoziierter Dinge) und Überbeschäftigung, Gedankenabwesenheit, Kontrollverlust und (soziale, berufliche) Konflikte (Wölfling et al. 2015, S. 15). Der Trend geht dahin, stoffgebundene und stoffungebundene Verhaltensstörungen als verwandte und vermeidbare Störungen zu verstehen, die sowohl präventiven als auch therapeutischen bzw. kurativen Interventionen zugänglich sind.

Daraus würde folgen, dass es sich bei einer exzessiven Nutzung von Medien, wie dem Internet, um ein Verhalten mit Kontrollverlust und damit um eine Suchtstörung handelt. Dementsprechend können allgemeine Konzepte der Suchtforschung hinsichtlich Entstehung und Aufrechterhaltung auf die Mediensucht angewendet werden. Ein Indiz dafür findet sich im DSM-5, das das pathologische Glücksspiel nicht mehr der Gruppe der Impulskontrollstörungen, sondern der Kategorie »Substance-Related and Addictive Disorders« zuordnet. Analog könnte die Medien- bzw. Internetsucht zukünftig ebenfalls in diese Kategorie der Suchtstörungen eingeordnet werden (Wölfling et al. 2015, S. 15 ff.).

Insgesamt ist festzuhalten, dass der Begriff der Sucht und damit auch der Begriff der Mediensucht sowie die zugehörigen Pendants der Internetsucht etc. im gegenwärtigen gesellschaftlichen Diskurs zumeist negativ konnotiert sind.

Modelle zum Suchtverhalten 2.

Ansatzpunkte zur Erklärung der Entstehung und Aufrechterhaltung süchtigen Verhaltens liefern Modelle, die verschiedenen wissenschaftlichen Disziplinen entspringen, zum Teil miteinander konkurrieren, zum Teil einander ergänzen.

Biologische Modelle

Bei biologischen Modellen der Suchterkrankung stehen vor allem Erkenntnisse der Hirnforschung, insbesondere die biochemischen Rezeptortheorien im Mittelpunkt der Betrachtung. Dieser Bereich galt lange als vernachlässigt, gewann aber durch die wachsenden technischen Möglichkeiten immer mehr an Bedeutung und befindet sich seit einigen Jahren deutlich im Aufschwung. In den vergangenen Jahren haben sich dabei auch enge Verbindungen zu den interdisziplinär ausgerichteten Neurowissenschaften etabliert. Das Repertoire der Neurowissenschaften reicht von der Molekularbiologie über die systemische Neurobiologie und die kognitiven Neurowissenschaften bis hin zur klinischen Forschung. Untersuchungen von Aufbau und Leistungen des Gehirns sowie etwaiger suchtbedingter Veränderungen werden hier u. a. auch in Verbindung mit klassisch-psychologischen Modellen gebracht. So werden beispielsweise bildgebende Verfahren immer häufiger angewendet, um Effekte der Sucht auf neuropsychologische Leistungen wie Kognition, Motivation, Emotion und Verhalten zu erfassen.

Klassisch-psychologische Ansätze der Lerntheorien und Konditionierung

In psychologischen Erklärungsansätzen werden die Ursachen süchtigen Verhaltens in der Lern- und Konfliktentwicklung des Individuums gesucht. Bei lerntheoretischen bzw. lernpsychologischen Modellen wird das in der sozialen Situation erworbene Verhalten in den Mittelpunkt gerückt, das im Zusammenhang gesellschaftlicher oder subkultureller Normen positiv oder negativ verstärkt wird. Wesentliche Faktoren der Entstehung und Aufrechterhaltung von Sucht sind in diesem Modellansatz die operante und klassische Konditionierung sowie das Modelllernen. Die Suchtentwicklung wird entsprechend durch Lernen am Erfolg oder durch Lernen am Modell erklärt. Ein Beispiel für Lernen am Erfolg ist, wenn eine schüchterne Person durch den Konsum von Alkohol leichter auf andere Menschen zugehen kann und dies als Bereicherung erlebt. Damit kann die Tendenz entstehen, bald wieder Alkohol zu trinken. Lernen am Modell ist beispielsweise, wenn Kinder ihren Eltern das Vorgelebte nachmachen (Grüsser et al. 2005; Barth 2015).

Wölfling et al. (2015, S. 15 f.) rücken für die Beschreibung der Entstehung und Aufrechterhaltung süchtigen Verhaltens lerntheoretische und neurobiologische Ansätze in den Mittelpunkt. Sie greifen dabei auf das sogenannte Phasenkonzept »Wanting-Liking-Learning« zurück: »Positive Verstärkung beinhaltet das Hinzufügen eines als angenehm empfundenen Reizes, z. B. das Erleben von Freude und Spannung während des Spielens eines Onlinespiels. Im Sinne der operanten Konditionierung stellt dies eine Verstärkung des Verhaltens dar und erhöht damit die Wahrscheinlichkeit, das Verhalten (z. B. das Spielen eines Onlinespiels) erneut und stärker/länger zu zeigen und auszuüben. Negative Verstärkung dagegen bezeichnet die Eliminierung eines unangenehmen Reizes und meint konkret z. B. das Ablenken von Problemen oder den Abbau von Stress durch die Nutzung des Internets, was ebenfalls im Sinne der operanten Konditionierung die Wahrscheinlichkeit des wiederholten Auftretens des Verhaltens erhöht.«

Psychoanalytische und psychodynamische Modelle

Die Psychoanalyse beschäftigt sich seit ihren Anfängen mit dem Problem der Sucht. Dabei lässt sich die Psychoanalyse der Sucht in drei Grundformen unterteilen: Beim Konfliktmodell des triebpsychologischen Ansatzes wird im Suchtmittelgebrauch der Versuch erkannt, einen Triebkonflikt zu lösen. Dem ich-(struktur)psychologischen Modell liegt die Annahme zugrunde, dass das Suchtmittel in einem Selbstheilungsversuch einem unentwickelt gebliebenen, schwachen »Ich« zu Hilfe kommt. Für das objektbeziehungstheoretische Modell stellt das Suchtmittel in einem vorwiegend selbstdestruktiven Prozess den Ersatz bzw. die Wiederholung einer frühkindlichen Beziehung dar (Rost 1987, S. 26). Psychoanalytische Modelle fokussieren auf die fließenden Übergänge zwischen Normalität und Sucht sowie zwischen Sucht und Zwangsstörungen, die als Abwehrverhalten gegenüber ängstigenden oder kränkenden Erfahrungen gedeutet werden.

Neben die psychoanalytische Perspektive im engeren Sinn treten insbesondere in der therapeutischen Praxis tiefenpsychologische Ansätze, die übergreifend als psychodynamische Modelle der Suchtentstehung und -therapie gefasst werden (Bilitza 2009; Rost 1987). »Psychodynamik einer Suchterkrankung« meint im ätiologischen psychoanalytischen Modell, das auch den derzeit geltenden Richtlinien psychodynamischer Psychotherapien zugrunde gelegt ist, den Zusammenhang nach der Formel: (1) Biografie, Lebensgeschichte und psychische Entwicklungsbedingungen bewirken (2) das daraus resultierende psychische Strukturniveau, das wiederum aufgrund von (3) Misslingen der Anpassung an Lebenssituation und an Lebensleistungen (Ausbildung, Beruf, Partnerwahl, Familienbildung) zur (4) Manifestation einer psychischen oder psychosomatischen Erkrankung als Fehlanpassung führt, die sich (5) im Fall der Fehlanpassung durch Konsum chemischer Substanzen oder stoffungebundener Praktiken als Suchtentwicklung und schließlich Suchtstruktur mit ihren jeweiligen Symptomen zeigt (Bilitza 2007). Psychodynamik der Sucht beschreibt folglich die Prozesse der Suchtentstehung und die daraus entstandenen psychischen Suchtstrukturen.

Soziologische Modelle

Bei soziologischen oder sozialisationstheoretischen Modellen wird im Suchtverhalten ein Ausdruck spezifischer gesellschaftlicher Einflüsse und Rahmenbedingungen sowie eines spezifischen Herkunftsmilieus gesehen. Aus soziologischer Sicht können beispielsweise gesellschaftsprägende Werte, wie Leistung und Wettbewerb, unter bestimmten Bedingungen besondere Risiken für Menschen darstellen, süchtiges Verhalten zu entwickeln. Die sozialisationstheoretischen Modelle stammen oftmals aus der Jugend- und Drogenforschung. Dabei werden Ursachen und Folgen des Drogenkonsums bei Jugendlichen in der gestörten Entwicklung von Bewältigungsstrategien, Handlungskompetenzen und Identitätsfindungen aus sozialisationstheoretischer Sicht besonders in Beziehung zu den erwünschten oder nichterwünschten Rollenübernahmen gesehen. Besonderes Augenmerk wird dabei auf die jugendliche Entwicklung zwischen Familie und den sogenannten »Peers« gerichtet. Nach Elliott et al. (1989) wird die höhere Bedeutung der Einflussnahme durch gleichaltrige Freunde gegenüber der Familie insbesondere in der Phase der Adoleszenz gesehen. Zur Gruppe der sozialisationstheoretischen Modelle können daher auch entwicklungspsychologische und familien- bzw. sozialmedizinische Suchtkonzeptionen gezählt werden, die in der Mediensuchtforschung wichtige Beiträge leisten (Petry 2014a u. 2014b).

Multifaktorielle Modelle

Multifaktorielle Modelle (soziologisch, zum Teil psychologisch, sozialpädagogisch, ökologisch) basieren in der Regel auf einem systemischen Ansatz. Die Rückkopplungsprozesse können verhaltenssteigernde (Teufelskreise) oder auch verhaltensdämpfende Wirkung haben. Im Rahmen der multifaktoriellen Modelle wird oft das biopsychosoziale Modell genannt, das der Biomedizin kritisch gegenübersteht (Grönemeyer et al. 2008, S. 39). Es konkretisiert die verschiedenen möglichen Ursachen von Sucht in einem Dreieck von Umwelt, Individuum und Substanz. Diese drei Faktoren seien jeweils aufeinander bezogen, beeinflussen sich gegenseitig und sind auch Veränderungen unterworfen. Krankheit und Gesundheit sind im biopsychosozialen Modell nicht als ein Zustand definiert, sondern als ein dynamisches Geschehen. Gesundheit muss, so gesehen, in jeder

Sekunde des Lebens »geschaffen« werden (Egger 2005, S. 5). Nach dem biopsychosozialen Modell gibt es im Wesentlichen drei Teufelskreise, die zum erhöhten Anreiz und zur Automatisierung des Suchtmittelkonsums bzw. Suchtverhaltens führen: der neurobiologische Teufelskreis (»hoher Konsum/exzessives Verhalten« und »hohe Toleranz«, Endorphinmangel, Suchtgedächtnis, Suchtreizreaktivität), der intrapsychische Teufelskreis (»hoher Konsum/exzessives Verhalten« und »viel Stress«, beeinträchtigte Selbstwahrnehmung, unrealistische Wirkungserwartung, Copingdefizite, suchtbezogene Grundannahmen) und der psychosoziale Teufelskreis (»hoher Konsum/exzessives Verhalten« und »viele Konflikte«, suchtmittelassoziiertes Umfeld, veränderte Familieninteraktion, soziale Folgeschäden, Mangel an Alternativressourcen) (Badura et al. 2013, S. 24).

Zwischenfazit

Die Diskussion über die Ansprüche, die an eine (Sucht-)Theorie und die Erklärung der Entstehung und Aufrechterhaltung süchtigen Verhaltens zu stellen sind, ist daher komplex und vor allem wissenschaftlich durchaus strittig. Die vorgestellten theoretischen Ansätze und Modelle liefern im Sinne der Suchtforschung verschiedene Deutungsmuster, sind jedoch nicht in einem gemeinsamen wissenschaftstheoretischen Grundkonzept verankert. Hülsmann (2005, S. 14) formuliert in diesem Zusammenhang fünf Ansprüche, die an eine Theorie der Sucht zu richten wären:

› »Aus psychologischer Perspektive muss eine Suchttheorie von einem umfassenden Verständnis von ›Persönlichkeit‹ ausgehen und in modellhafter Weise auch innerpsychische Prozesse beschreiben können. Die suchttheoretischen Erkenntnisse dürfen nicht hinter die Erkenntnisse zurückfallen, die dazu in der Psychologie erarbeitet wurden.
› Aus bildungstheoretischer und philosophischer Perspektive muss eine Suchttheorie von einem aktiv handelnden Subjekt ausgehen, das von den Umständen nicht einfach nur ›geprägt‹ oder überwältigt wird, sondern sich seine Umwelt aneignet und dadurch diese, aber auch sich selbst verändert.
› Aus soziologischer Perspektive muss eine Suchttheorie erklären können, wie die aktive Auseinandersetzung mit der Umwelt auf die innerpsychischen Persönlichkeitsmerkmale wirkt – und wie Persönlichkeitsmerkmale das aktive Handeln beeinflussen.
› Aus biografischer und pädagogischer Perspektive hat eine Suchttheorie zu berücksichtigen, dass Sozialisation als Prozess zugleich zu Vergesellschaftung und Individuierung führt. Dieser Prozess vollzieht sich in Phasen und Sequenzen, die in biografischer Wechselwirkung zueinander stehen. Aufgabe der Theorie ist es, diese Abhängigkeiten aufzuklären.

› Auf der metatheoretischen Ebene hat eine Suchttheorie zu klären, wie die verschiedenen Bedingungen der sozialen Umwelt den Prozess der Persönlichkeitsentwicklung beeinflussen. Dazu ist es erforderlich, das Bedingungsgefüge zu strukturieren und die Abhängigkeit der verschiedenen Ebenen zu erklären.«

Nach Hülsmann (2005) werden – neben dem fehlenden Grundkonzept – derzeit vor allem die bildungstheoretische, philosophische und pädagogische Perspektive in der Literatur zu wenig bis gar nicht berücksichtigt. Trotz dieses bewusst ganzheitlichen Blicks berücksichtigt aber auch Hülsmann (2005) mit der biologisch-medizinischen Ebene eine ganz zentrale Perspektive nicht bzw. summiert diese unter die dann unnötig aufgeblähte psychologische Perspektive.

Perspektiven auf Mediensucht 3.

Jede Epoche – zunehmend bereits jede Generation – hat ihre eigenen »neuen« Medien. Alle gegenwärtig gebräuchlichen Medien sind früher also bereits einmal neu gewesen. In ihrer Entwicklungsgeschichte werden nach Pross (1972) drei Arten von Medien unterschieden, die technisch aufeinander aufbauen und deshalb in einer historischen Reihe stehen:

› Primäre Medien sind an den Körper gebundene Darstellungsmittel im direkten zwischenmenschlichen Kontakt, insbesondere mündliche Rede, Gestik und Mimik.
› Bei sekundären Medien werden die wahrnehmbaren Zeichen durch einen technischen Vorgang hergestellt, vom Empfänger aber ohne ein technisches Gerät aufgenommen; dazu gehören vor allem Geschriebenes und Gedrucktes.
› Bei tertiären Medien bedürfen sowohl die Herstellung und Übertragung der Zeichen als auch ihr Empfang einer technischen Einrichtung; dazu gehören besonders Telefon, Fernschreiber, Fernkopierer, Film, Schallplatte, CD, Hörfunk, Fernsehen und alle jüngeren, also heute »neuen« Medien.

Neuere Kategorisierungen ergänzen die von Pross (1972) unterschiedenen primären, sekundären und tertiären Medien um eine quartäre Kategorie (Faßler 1997, S. 117 f.; Faulstich 2004, S. 23 ff.). Hier werden computerbasierte interaktive und virtualisierte Medien subsumiert, zu denen interaktive Graphiksysteme und Onlinespiele zählen, aber auch sprachverstehende und -generierende Systeme der künstlichen Intelligenz.

Entsprechend wird die Mediengeschichte nach Faulstich (2004) in verschiedene Phasen eingeteilt: Vor 1500 dominierten die »Primär- oder Menschmedien« in Kleingruppen. Von 1500 bis 1900 setzten sich die »Sekundär- oder Druckmedien« durch, zunächst als Individual-, später als Massenmedien. Während des gesamten 20. Jahrhunderts verlagerte sich die Dominanz auf die »Tertiär- bzw. Quartär- oder elektronischen Medien«. Derzeit befinden wir uns in einer Zeit massenhafter Ausbreitung elektronischer Medien jeder Art (Faulstich 2004, S. 29).

Studien zur Verbreitung der neuen Medien zeigen, dass immer mehr Menschen in nahezu allen Lebensbereichen und -lagen elektronische Medien und internetbasierte Anwendungen nutzen. Dies hängt auch damit zusammen, dass die Verfügbarkeit der Medien für die breite Öffentlichkeit sowohl hinsichtlich der Zugriffsmöglichkeiten als auch der Kosten wesentlich verbessert wurde. Die europäische Entwicklung zeigt für 2007 die Überschreitung einer Schwelle, als erstmals der überwiegende Teil (55 %) der Haushalte in der Europäischen Union (EU-28) über einen Internetzugang verfügte. Dieser Anteil erhöhte sich weiter und erreichte im Jahr 2013 79 %. In allen EU-Mitgliedstaaten stellten Breitbandnetze die bei Weitem am stärksten verbreitete Form des Internetzugangs dar und wurden 2013 von 76 % aller privaten Haushalte in der EU-28 genutzt. Die Entwicklung der Internetnutzung stieg im gleichen Zeitraum ebenfalls an: Anfang 2013 nutzten etwas mehr als drei Viertel aller 16- bis 74-Jährigen in der EU-28 einen Computer; ähnlich hoch war der Anteil der Internetnutzer. Die weitaus überwiegende Mehrheit (62 %) nutzte das Internet im Jahr 2013 täglich, weitere 10 % nutzten es mindestens einmal wöchentlich (aber nicht täglich) (Eurostat 2014).

Entscheidend ist, dass jede Form neuer Medien neue kulturelle und gesellschaftliche Wertefragen aufruft. Die technologische Entwicklung und der gesellschaftliche Diskurs verlaufen in aller Regel mit unterschiedlichen Entwicklungsgeschwindigkeiten. Etablierte Werte, Gesetze und Rituale müssen vor dem Hintergrund einer zunehmend dynamisch verlaufenden technologischen Entwicklung und Verbreitung in nahezu allen menschlichen Lebenssphären kritisch reflektiert, aktualisiert und in den öffentlichen Diskurs und die politische Gestaltung eingebracht werden.

Dies führt im Zuge der Medienentwicklung immer wieder auch zur Medienkritik. Ende des 18. Jahrhunderts setzte mit dem Aufkommen der Sekundärmedien beispielsweise eine Debatte um die sogenannte »Lesesucht« bzw. Bibliomanie ein, deren Gegenstand die falsche und gefährliche Lektüre von Büchern war (Littau 2006). Anlass dieser Begriffsbildung war der Aufschwung an belletristischen Romanen mit zunehmend unterhaltenden Inhalten, die als Gefahr für Leib und Seele betrachtet wurden. Diese »verderbliche Wirkung« wurde vor allem auf Kinder und Frauen bezogen, die als besonders empfindsam und leicht beeinflussbar galten und somit zu den hauptsächlichen Betroffenen dieses Krankheitsbildes gezählt wurden. In ähnlicher Form wurde im Zuge der Verbreitung des Privatfernsehens seit Ende der 1980er Jahre das Phänomen der »Fernsehsucht« Gegenstand öffentlicher Diskussionen. Beide Diskussionsstränge und auch Suchtphänomene sind auch heute noch zu beobachten. Allerdings zeigt sich, dass sich mit der zunehmenden Habitualisierung neuer Medienangebote auch Konventionen herausbilden, wie diese vergleichsweise gesellschaftskonform rezipiert werden können (Werning 2013, S. 9).

Im Zuge der Verbreitung und Nutzung neuer elektronischer Medien ist ein deutlicher Anstieg des gesellschaftlichen Interesses sowie auch der Publikationen rund um das Phänomen »Neue elektronische Medien und Suchtverhalten« zu verzeichnen. Die Frage, was Mediensucht im Kontext neuer elektronischer Medien ist und worauf sie sich bezieht, wird jedoch sowohl im wissenschaftlichen als auch im gesellschaftlichen Diskurs nicht eindeutig beantwortet. So befinden sich zum einen die Medien und allen voran das Internet selbst, die Medieninhalte und in der Folge auch die Mediennutzungsmuster in einem ständigen Wandlungsprozess. Zum anderen geht das Verständnis darüber, was im Zuge der fortgeschrittenen Mediatisierung der Gesellschaft »normales« Mediennutzungsverhalten ist, u. a. zwischen den Generationen deutlich auseinander.

Der Begriff der Mediensucht wird heute häufig für Verhaltensauffälligkeiten im Zusammenhang mit der Nutzung von Computer/Smartphones/Tablets und (mobilem) Internet verwendet. Unter verschiedenen Begriffen werden mediennutzungsbezogene Verhaltensweisen zusammenfassend beschrieben, die für das Individuum tatsächlich oder potenziell schädliche Konsequenzen haben. Nicht die elektronischen Medien, das Internet oder der Computer als Technologie, sondern die mit deren Nutzung einhergehenden Verhaltensweisen werden dabei als problematisch oder pathologisch beschrieben (Die Drogenbeauftragte der Bundesregierung 2015, S. 61).

Die Unschärfen im Bereich von Sucht *und* Medien führen dazu, dass sowohl in wissenschaftlichen Publikationen als auch im gesellschaftlichen Diskurs verschiedene Begriffe im Umlauf sind: Hierzu zählen neben dem Begriff der Mediensucht Begriffe wie Internetsucht, Internetabhängigkeit, problematischer oder pathologischer Internetgebrauch, pathologische Internetnutzung, aber auch suchtartige Internetnutzung, Onlinesucht, Cybersucht, exzessives Surfen oder – angebotsspezifisch – Googlesucht. Daneben werden mediendifferenzierende Begriffe verwendet: Hierzu zählen im Wesentlichen die Internetspielsucht, Computerspielsucht, Onlinespielsucht, Onlinegamblingsucht, Onlineshoppingsucht, Onlinekaufsucht, Onlinesexsucht oder Social-Media-Sucht. In englischsprachigen Diskursen und entsprechender Literatur herrscht eine vergleichbare Begriffsvielfalt vor: Hier werden Begriffe wie »Internet addiction«, »Internet addiction disorder«, »pathological Internet use«, »maladaptive Internet use«, »excessive Internet use« oder »compulsive Internet use« verwendet.

Abb. II.1 Anzahl von Publikationen pro Jahr zum Thema »Internet addiction«

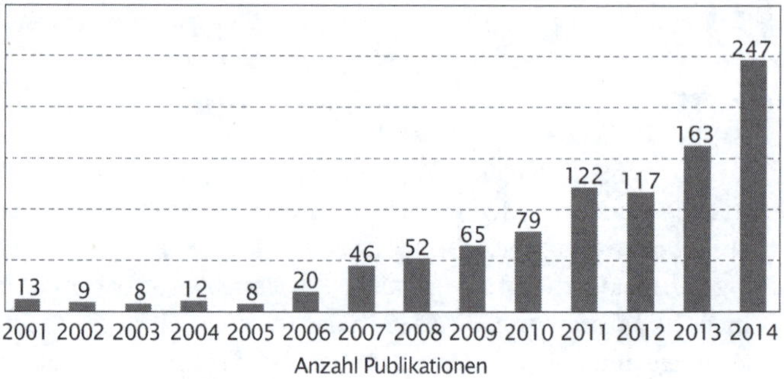

Ergebnis einer Metasuche in der medizinisch-psychologischen Datenbank für evidenzbasierte Forschungsliteratur (PubMed)

Quelle: nach Wölfling et al. 2015, S. 6

Analog zur Suchtforschung insgesamt sind die zugrundeliegenden Begriffe sowie die Bewertungskriterien für das Mediennutzungsverhalten bislang nicht einheitlich geklärt. »Sucht«, »Abhängigkeit« sowie »gefährdete«, »missbräuchliche« oder »pathologische« Nutzung werden öffentlich und wissenschaftlich in Anspruch genommen, aber nicht einheitlich definiert. Eine Ausnahme bildet der Begriff der exzessiven Mediennutzung: Er bezieht sich in der Regel allein auf die reine Dauer der Mediennutzung. Gefährdung wird dabei in der Regel definiert als eine Vorstufe zur Sucht – wer gefährdet ist, zeigt zwar schon ähnliche Symptome, hat aber die Kontrolle über sein Verhalten noch nicht verloren.

In einem Positionspapier von Bleckmann/Mößle (2014, S. 236 f.) wird eine Bewertung von Mediensucht vorgestellt, die von gängigen Ansätzen in der Forschung insofern abweicht, als die Schweregrade nicht entlang einer einzigen Skala unterschiedlicher Ausprägung von unproblematisch über gefährdet, exzessiv und missbräuchlich bis süchtig beschrieben werden. Stattdessen werden insgesamt drei Teildimensionen problematischer Bildschirmmediennutzung differenziert: Hierzu zählen die inhaltliche, die zeitliche und die funktionale Dimension. Als funktional problematisch wird eine Instrumentalisierung der Mediennutzung durch Kinder und Jugendliche durch die Eltern zu Betreuungs- oder Erziehungszwecken angesehen (z. B. als Strafe oder Belohnung). Zur funktional problematischen Dimension kann zudem die Verdrängung realweltlicher Stress- bzw. Misserfolgserlebnisse durch Mediennutzung (Eskapismus) gerechnet werden, aber auch die überwiegende Substitution realweltlicher Sozialkontakte durch virtuelle. Insbesondere für die Prävention erscheint – Bleckmann/Mößle (2014) folgend – die Beschränkung auf eine dieser Problemdimensionen nicht zielführend, da sie nicht unabhängig voneinander entstehen, sondern ihrerseits wechselseitig wirken. Zudem treten bei der suchtförmigen Mediennutzung zwar nicht immer, aber sehr häufig alle drei genannten Problemdimensionen gemeinsam auf.

Modelle für eine Internetsucht 4.

Empirische Evidenzen und auch aktuelle theoretische Ansätze im Kontext der Mediensucht gehen davon aus, dass zum einen der Fokus auf den – im Vergleich zur Nutzung des übergreifenden Medienbegriffs – differenzierteren Begriff der Internetsucht gelegt werden sollte. Zum anderen sollte hierbei zwischen verschiedenen Formen der Internetsucht unterschieden werden, die sich auf unterschiedliche Internetaktivitäten, wie Spielen oder Einkaufen beziehen können (Wölfling/Müller 2010, S. 310).

Die Ausführungen in diesem Teilkapitel stellen Modelle für eine allgemeine und anwendungsspezifische Form der Internetsucht in den Mittelpunkt und erfolgen in enger Anlehnung an das Gutachten von Wölfling et al. (2015, S. 15 ff. u. 50 ff.).

Allgemeine Grundlagen

Davis (2001) spricht sich seit Längerem für eine Unterscheidung zwischen einer generalisierten und einer spezifischen Internetsucht aus. Er geht davon aus, dass sich die generalisierte Form insbesondere auf die Nutzung kommunikativer Internetangebote bezieht und sich ohne das Medium Internet nicht entwickelt hätte. Bezüglich der spezifischen Internetsucht postuliert er hingegen das Vorhandensein einer charakteristischen Vulnerabilität (»Anfälligkeit«) für (exzessive) Verhaltensweisen, die auch außerhalb des Internets die Entwicklung einer entsprechenden Verhaltenssucht begünstigt hätten (z. B. Spiel- oder Sexsucht). Weiterhin argumentiert Davis (2001), dass die Internetnutzung bestehende Psychopathologien (Depression, soziale Angst) durch die Wahrnehmung belohnender Hinweisreize des Internets verstärken kann, indem maladaptive Kognitionen generiert werden. In der Folge zeigen sich Verhaltensformen, die von den zeit- und kulturspezifischen Erwartungsnormen abweichen. Die Internetkommunikation wird als weniger risikobehaftet und einfacher als Face-to-Face-Kommunikation empfunden, vor allem durch die höhere Anonymität. Insbesondere in Situationen sozialer Isolation kann dies eine generalisierte Internetsucht hervorrufen (Wölfling et al. 2015, S. 53 f.).

Aufbauend auf den Annahmen von Davis (2001) gehen andere Autoren davon aus, dass individuelle Defizite in Bezug auf soziale Fähigkeiten und die daraus entstehenden Probleme in der Face-to-Face-Kommunikation dazu führen, dass sich Menschen verstärkt dem Internet zuwenden, um ihre sozialen Bedürfnisse zu befriedigen und dies zu einer verstärkten bis problematischen Nutzung führt. Unter Bezugnahme insbesondere auf Caplan (2005) führen Wölfling et al. (2015, S. 54 f.) weiter aus, dass der Hauptanreiz der Onlinenutzung im sozialen Austausch mit anderen Personen besteht. Mit Personen online zu kommunizieren, bringt verschiedene Besonderheiten mit sich, die unter bestimmten Umständen verständigungsabträglich sein können (sogenannte Defizithypothese der computervermittelten Kommunikation), für manche Personengruppen aber besondere Vorteile mit sich bringen. Demnach fühlen sich sozial ängstliche Personen in Onlinekommunikationen oft wohler als in Face-to-Face-Gesprächen, bei denen sie ihrem Kommunikationspartner gegenübersitzen (müssen). So können zum einen kommunikative Äußerungen besser kontrolliert werden, zum anderen zählen das höhere Maß an Anonymität sowie die Gewissheit, sich spontan und »auf Mausklick« zurückziehen zu können, zu denjenigen Faktoren, die für sozial ängstliche, scheue Menschen soziale Interaktionen über das Internet erträglicher und angenehmer machen.

Ein weiterer theoretischer Ansatz basiert auf der allgemeinen sozialkognitiven Verhaltenstheorie von Bandura (1979) und sieht eine defizitäre Selbstregulation im Zentrum des Entstehens exzessiver, unkontrollierter Medien- und Onlinenutzung (LaRose et al. 2003; LaRose/Eastin 2004). Um andauernde Formen der übermäßig problematischen Internetnutzung zu erklären, machen LaRose et al. (2003) auf einen weiteren wichtigen Treiber der Nutzungsmotivation aufmerksam, nämlich die Habitualisierung. Letztlich ermöglicht die Habitualisierung gleichzeitig eine kognitive Entlastung und extrem schnelle Entscheidungen. Aus medienpsychologischer Sicht ist dieser Aspekt von Bedeutung, weil ein Großteil des täglichen Mediengebrauchs gewohnheitsmäßig ausgeführt wird. Gewohnheiten werden hier verstanden als kognitive Motivations- und Handlungsstrukturen, die durch häufige Wiederholung und erlebte Zweckmäßigkeit gewachsen sind und immer wieder ohne aktive Handlungssteuerung neu ausgeführt werden (Verplanken/Aarts 1999). »Das Auftreten dauerhafter problematischer Internetnutzung kann entsprechend als Zusammen- und Wechselspiel defizitärer Selbststeuerung und der Ausbildung starker Nutzungsgewohnheiten erklärt werden: Wenn aus (zumindest vorübergehend) reduzierter Selbstregulation eine sehr intensive Onlinenutzung wiederholt erfolgt, habitualisiert sich dieses Gebrauchsmuster und perpetuiert sich, weil die entstandene Gewohnheit ›von sich aus‹ nach Wiederausführung ›verlangt‹. Weil habitualisiertes Verhalten nur schwer abgelegt werden kann, konvergiert diese Modellvorstellung sehr gut mit klinischen Ansätzen, deren Suchtkonzepte ebenfalls verdeutlichen, wie schwierig es für Betroffene ist, ihr Verhalten nachhaltig zu verändern.« (Wölfling et al. 2015, S. 52)

Die dargestellten medienpsychologischen Modelle zum Suchtverhalten bezüglich neuer elektronischer Medien folgen dem Ansatz, intrapsychische Probleme (und Erkrankungen) von bestimmten Personengruppen (z. B. Depressive, sozial Ängstliche) als Ausgangspunkt der Entstehung von schwierigen Verhaltensmustern anzunehmen. Zugleich zeigen sie auf, dass Eigenschaften von Onlineangeboten in besonderer Weise die Bedürfnislage solcher Betroffenen »bedienen« und sich aus dieser Wechselwirkung eine gewohnheitsmäßige oder eben suchtartig intensive Nutzung entwickeln kann (Wölfling et al. 2015, S. 56).

Nach Brand et al. (2014) wird ein in drei Teilmodelle gegliedertes Modell für die Beschreibung der Entstehung und Aufrechterhaltung generalisierter und spezifischer Internetsucht vorgestellt (Wölfling et al. 2015).

Das erste Teilmodell beschreibt Aspekte einer funktionellen Internetnutzung, bei der einzelne Internetapplikationen als »Werkzeuge« verwendet werden, um Bedürfnisse des täglichen Lebens zu befriedigen und Ziele zu erreichen. Unter »spezifischen Personeneigenschaften« werden dabei diejenigen Eigenschaften einer Person verstanden, die sie grundlegend ausmachen (Persönlichkeit, Erfahrungen etc.). Modellannahme ist, dass diese Kerncharakteristika spezifische Kognitionen beeinflussen (Abb. II.2).

Abb. II.2 Modell zur funktionellen Internetnutzung

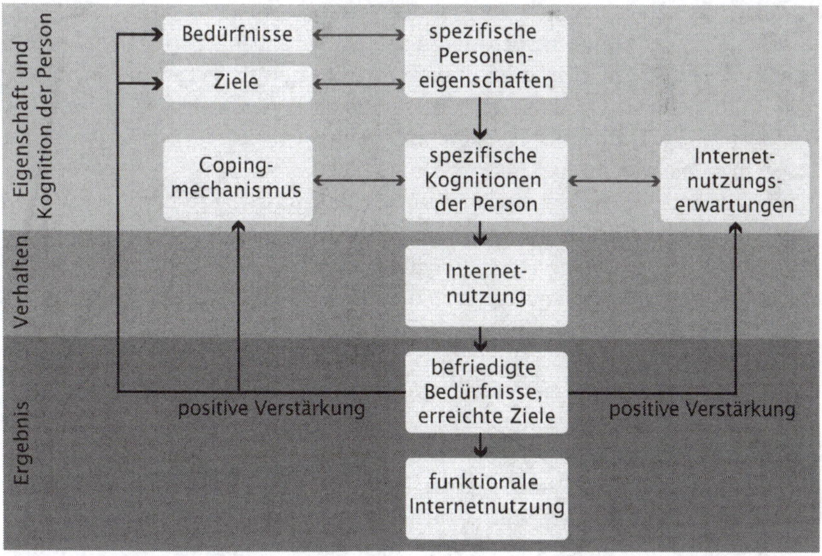

Quelle: nach Brand et al. 2014

In diesem Teilmodell (Abb. II.2) wird postuliert, dass eine Person das Internet zielgerichtet nutzt, wenn sie einem Wunsch oder Problem im Alltag gegenübersteht, sich lösungsorientiert dem Wunsch oder dem Problem annähert und die Erwartung hat, dass einzelne Internetapplikationen hilfreich seien, um das Problem zu lösen oder das Ziel zu erreichen. Bei Problemlösung bzw. Zielerreichung wird annahmegemäß Zufriedenheit erlebt, die Internetnutzung kann beendet werden. Gleichzeitig werden die funktionalen Erwartungen an die Internetnutzung positiv verstärkt. Dadurch erhöht sich die Wahrscheinlichkeit, dass in einer vergleichbaren Situation in der Zukunft erneut das Medium Internet bzw. spezifische Internetapplikationen genutzt werden. Diese Form der zielgerichteten Internetnutzung wird auch als »kontrollierte« Internetnutzung bezeichnet, bei der die Zielerreichung im Vordergrund steht und nicht die Nutzung des Internets bzw. der Applikationen selbst (Wölfling et al. 2015, S. 24 ff.).

Das zweite Teilmodell (Abb. II.3) beschreibt die generalisierte Internetsucht, nach der betroffene Personen ihre Internetnutzung nicht kontrollieren können und eine Vielzahl spezifischer Internetangebote nutzen. Diese Personen verbringen in der Folge mehr als die beabsichtigte Zeit im Internet und erfahren negative Konsequenzen durch die Vernachlässigung täglicher Pflichten. In diesem Teilmodell wurden bisherige Befunde zu psychopathologischen Korrelaten und Persönlichkeitsaspekten berücksichtigt (Wölfling et al. 2015, S. 25 f.).

Personen mit generalisierter Internetsucht haben bestimmte Ziele und Bedürfnisse, jedoch gleichzeitig auch Tendenzen psychopathologischer Vulnerabilitäten. Hierzu zählen insbesondere soziale Ängstlichkeit und Depression. Ebenso zeigen Personen mit generalisierter Internetsucht oftmals dysfunktionale Persönlichkeitseigenschaften (Stressanfälligkeit, niedriges Selbstwertgefühl, konfliktvermeidende Persönlichkeit) und nehmen sich als einsam oder sozial ausgeschlossen war. Hat eine Person mit dieser Eigenschafts- und Wahrnehmungskonstellation zudem einen ungünstigen, d. h. wenig lösungsfokussierten Copingstil und die Erwartung an verschiedene Internetangebote zur Reduktion oder Ablenkung beispielweise von Gefühlen der Einsamkeit, ist es sehr wahrscheinlich, dass Internetangebote eben dafür genutzt werden. Wenn dann in der Tat erlebt wird, dass für die Zeit der Internetnutzung Alltagsprobleme als weniger bedrohlich wahrgenommen werden und die Person sich selbstsicherer, selbstwirksamer und weniger einsam fühlt, werden – so die Annahmen des Modells – die diesbezüglichen Internetnutzungserwartungen und auch der entsprechende problemvermeidende Copingstil positiv verstärkt und damit gleichzeitig die Wahrscheinlichkeit erhöht, in vergleichbaren Situationen Internetangebote wieder zu nutzen (Wölfling et al. 2015, S. 26 f.).

In Anlehnung an lerntheoretische Suchtmodelle kommt es zu Konditionierungsprozessen, zu einer Stärkung des Aufsuchverhaltens in vergleichbaren Situationen. Gleichzeitig werden bestehende, dysfunktionale Personeneigenschaften durch negative Konditionierung gefestigt, da außerhalb der Internetnutzung weiterhin depressive Symptome, soziale Ängstlichkeit etc. bestehen bleiben bzw. stärker werden, weil die Nutzung des Internets diese Aspekte nicht zu reduzieren vermag. Im Grundsatz wird in diesem Modell – analog zu Modellen zu stoffgebundenen Süchten – ein sich selbst potenzierender Kreislauf aus positiver und negativer Verstärkung beschrieben (Wölfling et al. 2015, S. 28).

Abb. II.3 Modell zur generalisierten Internetsucht

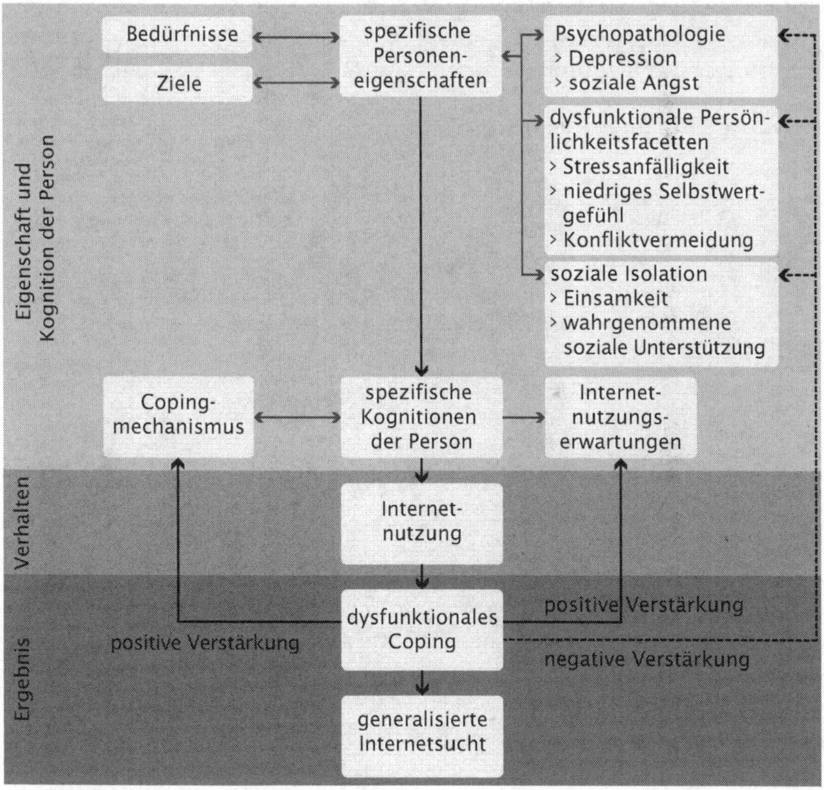

Quelle: nach Brand et al. 2014

Das dritte Teilmodell (Abb. II.4) beschreibt die Aspekte spezifischer Formen einer Internetsucht. Hier werden analog zum Teilmodell zur generalisierten Internetsucht verschiedene psychopathologische Symptome als Vulnerabilitätsfaktoren beschrieben. Ergänzend werden spezifische Prädispositionen berücksichtigt, die erklären können, warum eine Person beispielsweise eine Onlinespielsucht und eine andere Person eine Onlinesexsucht entwickelt. Es wird argumentiert, dass die Prädispositionen dazu führen können, dass sich das pathologische Verhalten auch außerhalb des Internets entwickeln könnte, das Medium Internet die Entwicklung der Pathologie allerdings wahrscheinlicher macht und den Entwicklungsprozess beschleunigt. Dabei spielen insbesondere spezifische Internetnutzungserwartungen eine wichtige Rolle. So könnte eine Person, die eine Tendenz zu hypersexuellem Verhalten zeigt, die Erwartung haben, dass der Konsum von Internetpornografie zur Entspannung und sexuellen Bedürfnisbefriedigung beiträgt. Während der Nutzung einer spezifischen Internetapplikation wird Gratifikation erlebt, was vor allem die Nutzungserwartungen sowie die spezifischen Prädispositionen positiv verstärkt (Wölfling et al. 2015, S. 31 f.).

Abb. II.4 Modell zur spezifischen Internetsucht

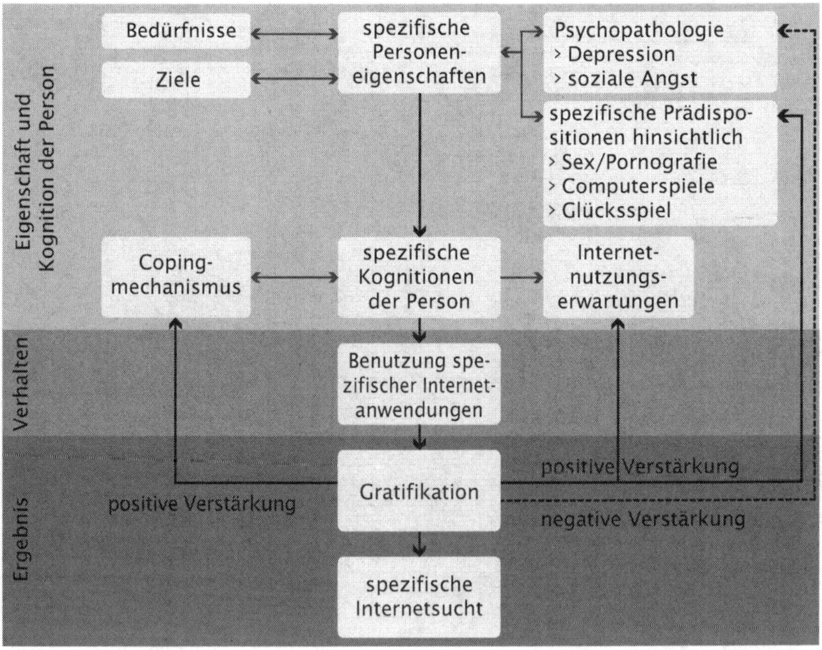

Quelle: nach Brand et al. 2014

Neben diesen lerntheoretisch und neurobiologisch fokussierten Modellen gibt es analog zu den im Kapitel II.2 vorgestellten grundlegenden Suchtmodellen weitere Modelle zur Beschreibung der Entstehung und Aufrechterhaltung von Medien- bzw. Internetsucht.

Neuropsychologische Befunde 5.

Aktuell werden wissenschaftliche Befunde diskutiert, die vergleichbare Effekte auf das Gehirn durch verschiedene Ausprägungen von Sucht belegen (Schneider 2005, S. 75). Dabei wird angenommen, dass insbesondere Exekutivleistungen gemindert sind. Wölfling et al. (2015, S. 32f.) schreiben etwa: »Die sogenannten exekutiven Funktionen (z. B. Problemlösefähigkeiten, Entscheidungsverhalten, Arbeitsgedächtnis- und Inhibitionsleistungen) sind für das Verständnis der Aufrechterhaltung des dysfunktionalen Verhaltens der Betroffenen im Alltag zentral, da sich diese bei einer Reihe von stoffgebundenen und anderen stoffungebundenen Süchten sowie Impulskontrollstörungen als gemindert gezeigt haben.«

Bei der Interpretation der Studienergebnisse muss jedoch beachtet werden, dass viele Arbeiten keine klare begriffliche Fokussierung zeigen. Es bleibt oft unklar, ob von allgemeiner Internetsucht die Rede ist oder von spezifischen Formen wie der Onlinespielsucht. Zudem besteht eine wissenschaftliche Kontroverse darüber, ob Exekutivfunktionen überhaupt eine eigene Unterkategorie darstellen oder ob sie nicht aus dem Zusammenwirken der funktionellen und anatomischen Systeme entstehen. Exekutive Störungen gelten vor diesem Hintergrund als schwierig zu diagnostizieren, auch bedingt durch die Vielfalt der Symptome bei dysexekutiven Störungen der Handlungsplanung und -kontrolle (Koch 2012). Letztlich ist bei Fragestellungen rund um die Prozesse und Ergebnisse menschlichen Entscheidungsverhaltens auch immer die Programmatik der zugrundeliegenden Forschungsfragen zu beachten. So zeigen sich unterschiedliche Ergebnisse, je nachdem ob deskriptive Ansätze gewählt werden (Wie wird entschieden?) oder normative Ansätze (Wie sollte entschieden werden?).

Zur Darstellung der vorliegenden neuropsychologischen Befunde werden ausgewählte Studien zum Entscheidungsverhalten, zu der Inhibitionsleistung und kognitiven Flexibilität sowie Studien, die mittels struktureller und funktioneller Hirnbildgebung durchgeführt wurden, im Folgenden in enger Anlehnung an die Ausführungen von Wölfling et al. (2015, S. 33ff.) zusammenfassend dargestellt.

Das menschliche Entscheidungsverhalten steht heute im Mittelpunkt vieler wissenschaftlicher Disziplinen und wird auch in der Suchtforschung verwendet. Im Zusammenhang mit Mediensucht steht die Frage im Raum, weshalb elektronische Medien, das Internet oder auch einzelne Applikationen wie Onlinespiele trotz negativer Konsequenzen von den betroffenen Menschen weiterhin suchtartig genutzt werden. In aktuellen neuropsychologischen Studien wird darauf verwiesen, dass Menschen mit Mediensucht Probleme haben, vorteilhafte Entscheidungen zu treffen, wenn gleichzeitig kurzfristig Belohnung versprechende Entscheidungsalternativen vorliegen. Menschen mit Mediensucht zeigen demzufolge Parallelen in ihrem Entscheidungsverhalten zu Patienten mit anderen Suchtstörungen, Störungen der Impulskontrolle und anderen Erkrankungen, die mit strukturellen oder funktionellen Änderungen des Stirnhirns einhergehen (Wölfling et al. 2015, S. 34).

In anderen Arbeiten zeigt sich jedoch, dass exzessive Onlinespieler (z. B. bei »World of Warcraft«) keine generellen Entscheidungsdefizite unter Ambiguitätsbedingungen erkennen lassen. Sind die Regeln für Gewinne und Verluste jedoch bekannt und können die Gewinn-/Verlustwahrscheinlichkeiten berechnet werden, neigen exzessive Spieler dazu, hohe gewinnversprechende Alternativen zu wählen, die aber letztlich sehr unwahrscheinlich zum Gewinn führen. Dieser Befund unterstützt andere Untersuchungsergebnisse, die zeigen, dass bei Personen mit leistungseinbüßenden Erkrankungen (neurologische Erkrankungen, aber auch diverse stoffgebundene und stoffungebundene Süchte) ein im Vergleich zu hirngesunden Probanden deutlich riskanteres Entscheidungsverhalten vorzufinden ist (Wölfling et al. 2015, S. 35).

Im Zusammenhang mit der Inhibitionsleistung und der kognitiven Flexibilität weisen Wölfling et al. (2015, S. 37) vor allem auf Desiderate der Forschung hin. Auf der Grundlage neuropsychologischer Studien im Bereich der Alkoholabhängigkeit werden Untersuchungen empfohlen, die eine breite Gruppe von Personen mit unterschiedlichem Mediennutzungsverhalten umfassen, in der durchaus auch exzessive/süchtige Personen vertreten sein können. Die Annahme ist, dass die Inhibitionsleistung besonders beeinträchtigt ist, wenn die Reaktion auf suchtassoziierte Reize unterdrückt werden soll. Dieser Ansatz wird beispielsweise in speziellen Studien bezüglich der Arbeitsgedächtnisleistungen (Laier et al. 2013) bzw. des Entscheidungsverhaltens (Laier/Brand 2014) sowie bezüglich Überwachungs- und Steuerungsfunktionen im Kontext der Onlinesexsucht (Schiebner et al. 2015) verfolgt. Die Autoren dieser Studien erläutern, dass das spezifische Reagieren auf die suchtassoziierten Reize mit Reduktionen der untersuchten neurokognitiven Funktionen einhergeht. Dies ist auch im Kontext der Prüfung des zuvor beschriebenen Modells zur Internetsucht relevant, da durch die starke Antizipation von Gratifikation die Herabsetzung exekutiver Kontrollmechanismen erwartet wird, was maßgeblich zur Aufrechterhaltung der Mediensucht beitragen kann (Wölfling et al. 2015, S. 37 f.).

In den vergangenen Jahren wurden im Kontext der Suchtforschung und auch der Mediensucht zunehmend Verfahren der Hirnbildgebung eingesetzt, um strukturelle und funktionelle Hirnänderungen zu untersuchen: Hierzu zählen die strukturelle und funktionelle Magnetresonanztomografie (MRT), Positronenemissionstomografie (PET) und elektrophysiologische Messmethoden (z. B.

Elektroenzephalografie [EEG]). Von besonderem Interesse ist u.a. der Vergleich mit Ergebnissen aus Studien zu stoffgebundener und stoffungebundener Abhängigkeit, um anhand des Ausmaßes der Parallelität die Kategorisierung der Mediensucht als Suchtstörung per se bzw. die Adäquatheit der Modelle zur Entstehung und Aufrechterhaltung der Störung beurteilen zu können (Wölfling et al. 2015, S. 38f.).

Forschungen zu substanzbezogenen Süchten und dem pathologischen Glücksspiel legen nahe, dass das Hirn von substanzabhängigen Personen in spezifischer Weise auf suchtrelevante Reize reagiert. In Bezug auf die zugrundeliegenden Mechanismen besteht die Annahme, dass zunächst präfrontale Hirnregionen maßgeblich daran beteiligt sind, eine Substanz »willentlich« und kontrolliert zu konsumieren, wobei die durch die Einnahme vermittelten Belohnungsgefühle motivierend wirken. Im Verlauf der Entwicklung einer Suchterkrankung kommt es jedoch zum gewohnheitsmäßigen (habituellen) Konsum, bei dem vermutlich auf der Basis von klassischen und operanten Konditionierungsprozessen limbische und paralimbische Hirnregionen (z.B. orbitofrontaler Cortex) lernen, auf die Verfügbarkeit einer Substanz bzw. bereits auf andere suchtassoziierte Reize mit einem starken Verlangen (»craving«) zu reagieren. Der dorsolaterale präfrontale Cortex, welcher bei höherwertigen kognitiven Funktionen aktiviert wird, verliert dabei seinen regulatorischen Einfluss auf das exzessive Verhalten. Hierbei spielen insbesondere mit dem Belohnungssystem assoziierte Hirnareale wie der Nucleus accumbens bzw. das ventrale Striatum eine entscheidende Rolle, komplementiert durch mediofrontale Areale und die Amygdala. Ähnliche Befunde wurden bereits vielfach im Kontext der Substanzabhängigkeit berichtet (Wölfling et al. 2015, S. 40f.)

Wölfling et al. (2015, S. 42ff.) fassen zusammen, dass es bei der Mehrheit der Studien, in denen mittels funktioneller bildgebender Verfahren das Phänomen der Mediensucht untersucht wird, Hinweise auf die den Verhaltensexzessen zugrundeliegenden Hirnkorrelate gibt. Zumeist werden in den Studien Parallelen zu substanzgebundenen Süchten gezogen. Insbesondere scheint sich der in der Suchtforschung relevante Lernmechanismus des starken Verlangens (»craving«) auch bei Personen mit Internetsucht auf neuronaler Ebene zu zeigen, ebenso wie eine Minderung frontal vermittelter Kontrollprozesse. Hierbei ist jedoch zu beachten, dass diese funktionellen (und teilweise auch strukturellen) Auffälligkeiten nicht über alle Studien hinweg konsistent berichtet werden und vermutlich auch die Abhängigkeit von weiteren Variablen, wie u.a. das Alter und das Geschlecht der untersuchten Gruppen, Berücksichtigung finden müssen.

Bei der Interpretation dieser Forschungsergebnisse ist zu bedenken, dass es vor dem Hintergrund der unterschiedlichen Modellansätze (Kap. II.2) im wissenschaftlichen Diskurs auch kritische Stimmen zu lerntheoretischen und neurobiologischen Erklärungsansätzen von Mediensucht gibt. So führt etwa Petry (2010, S. 16) aus, dass keine einzelne Region oder vernetzte Struktur in der Lage ist, »... die komplexen Integrationsleistungen zu erbringen, die für Bewusstseinsprozesse notwendig sind. Jedes subjektive Erleben ist mit der Aktivierung und Hemmung weit über das gesamte Gehirn ausgebreiteter Netze von Neuronenverbänden verbunden. Die mittels bildgebender Verfahren angezeigten lokalen Aktivitätserhöhungen müssen nicht den untersuchten Erlebnisphänomenen entsprechen. Die regionale Spezialisierung verschiedener Hirnareale, Zentren und neuronaler Module lassen lediglich den Schluss zu, dass es sich um notwendige, nicht jedoch auch hinreichende Bedingungen handelt. Bei pathologischen Phänomenen können die Aktivitätserhöhungen auch kompensatorische Reaktionen auf Funktionsstörungen an anderen Stellen sein und die weniger aktiviert erscheinenden Hirnregionen können ebenfalls aktiv und in unterschiedlicher Weise an einem Erlebnisphänomen beteiligt sein. Es kann somit keine isolierbaren Zustände geben, ohne sich ein wahrnehmendes, fühlendes, denkendes und handelndes Subjekt vorzustellen. Ein neuronales Korrelat ist immer ein übergreifendes und systemisches und kein lokales Geschehen, das lediglich Indikator für ein psychisches Phänomen sein kann, nicht aber seine erklärende Ursache«.

Neue elektronische Medien und Suchtverhalten III.

Allgemeine Internetsucht 1.

Einordnung 1.1

Die allgemeine Internetsucht rückt eine generelle und multidimensionale Internetnutzung ohne erkennbare Präferenz für eine spezielle Internetanwendung in den Mittelpunkt. Sie führt nach Davis (2001, S. 192 f.) dazu, dass ein großes Zeitkontingent für die Internetnutzung aufgebracht wird, ohne dass ein klares Nutzungsziel erkennbar ist. Als Beispiel werden das sogenannte Internetsurfen oder eine lang andauernde Beschäftigung mit verschiedensten Informations- und Kommunikationsangeboten genannt. Das Besondere an der allgemeinen Internetsucht ist, so Davis, dass das pathologische Verhalten nicht ohne die Technologie des Internets auftreten würde, da das Internet für betroffene Personen in einem extremen Ausmaß zum primären Kommunikationsmittel wird und in dieser Rolle alternativlos ist.

Zu den Risikofaktoren der allgemeinen Internetsucht zählen ein ausgeprägtes Bedürfnis nach sozialer Interaktion (Davis 2001, S. 188), eine starke soziale Isolation (Aydm/San 2011, S. 3503; Davis 2001, S. 192) sowie Persönlichkeitsmerkmale wie Schüchternheit, Neurotizismus, Stressanfälligkeit, ein geringes Selbstwertgefühl und der Hang zur Prokrastination – im Sinne des Aufschiebens von anstehenden Aufgaben und Tätigkeiten. Des Weiteren zählen soziale Faktoren wie gefühlte Einsamkeit und eine gering wahrgenommene soziale Unterstützung – zum Beispiel durch Freunde oder Eltern – zu den in der Literatur benannten Risikofaktoren für die Ausbildung einer allgemeinen Internetsucht. Ein weiterer Risikofaktor ist, wenn Internetkonsum als Bewältigungsstrategie für persönliche Probleme genutzt wird und es den Betroffenen auf anderem Wege nicht möglich ist, mit diesen Problemen adäquat umzugehen (Wölfling et al. 2015, S. 25 f.). Gerade Personen mit allgemeiner Internetsucht tendieren zu diesem Verhalten, und es kann ein impulsiver Umgang mit persönlichen Problemen festgestellt werden. Nicht zuletzt werden hohe Nutzungszeiten des Internets als Risikofaktor diskutiert (Bischof et al. 2013, S. 5 f.).

Bestärkende Faktoren für einen kontrollierten Umgang mit dem Internet sind demnach Maßgaben, das Internet als hilfreiches Werkzeug für die Erreichung von Zielen zu betrachten und nicht als Zweck an sich sowie die Befähigung der Betroffenen, lösungsorientiert mit belastenden oder als stresshaft erlebten Situationen des täglichen Lebens umzugehen (Wölfling et al. 2015, S. 24). Eine ausgeprägte Fähigkeit zu selbstbestimmtem Handeln, welches mit einem hohen Selbstwertgefühl, Willensstärke und Verantwortungsbewusstsein korreliert, ist ebenfalls als Schutzfaktor zu identifizieren (Sariyska et al. 2014, S. 31). Im Allgemeinen können realistische Erwartungen an die Internetnutzung dazu führen, dass Situationen der Zufriedenheit entstehen, in denen eine weitere ziellose Nutzung unwahrscheinlicher wird und es zu einer positiven Konditionierung kommt (Wölfling et al. 2015, S. 23 f.).

Die allgemeine Internetsucht wird im Zusammenhang etwaiger negativer Folgen mit einer Vernachlässigung von privaten und gesellschaftlichen Verantwortungen, aber auch signifikanten Einschränkungen des Tagesablaufs in Verbindung gebracht. Darüber hinaus kommt es oft zu negativen Konsequenzen für private Beziehungen und zu problematischen Leistungsabfällen in der Schule sowie im Beruf (Bischof et al. 2013, S. 6; Wölfling et al. 2015, S. 25). Des Weiteren ist mit körperlichen Einschränkungen zu rechnen: So kann beispielsweise Bewegungsmangel zu Haltungsschäden, Schlafentzug zu einer Schwächung des Immunsystems und Fehlernährung zu Übergewicht führen (Wölfling et al. 2015, S. 95 f.).

Prävalenzen ausgewählter Studien in Deutschland

Hinsichtlich der Prävalenz der allgemeinen Internetsucht gibt es keinen homogenen Forschungsstand. Im Folgenden werden die Prävalenzraten ausgewählter Studien aufgezeigt, die in Deutschland durchgeführt wurden. Bei einer internetbasierten Onlinebefragung von Hahn und Jerusalem aus dem Jahr 2001 wurde eine Stichprobe von 8.266 Personen ausgewählt, von denen 7.091 Personen aus Deutschland stammten. Die Prävalenz hinsichtlich einer Internetsucht in der deutschen Betrachtungsgruppe wird mit 3,2 % beziffert, weitere 6,6 % werden als Risikogruppe klassifiziert. Die Auswertungen zeigen erhebliche Unterschiede in Abhängigkeit vom Alter und Geschlecht der Teilnehmer. So fällt die Rate der Internetabhängigen stetig von 10,3 % in der Gruppe der unter 15-Jährigen auf 0,7 % in der Gruppe der 50- bis 59-Jährigen. Gleichzeitig zeigen sich Geschlechtsunterschiede innerhalb der Altergruppen. Bis zum Alter von 18 Jahren sind Jungen im Durchschnitt doppelt so häufig wie Mädchen unter den Internetabhängigen auszumachen. Dieser Unterschied kehrt sich bereits ab dem Alter von 19 Jahren um (Hahn/Jerusalem 2001, S. 7 f.).

In der PINTA-Studie führten Rumpf et al. (2011) eine Datenanalyse anhand einer Stichprobenziehung bei 15.024 Personen im Alter von 14 bis 64 Jahren in Deutschland durch und stellten mithilfe eines Fragebogenverfahrens zur Erfassung von Merkmalen der Internetabhängigkeit (»compulsive Internet use scale« [CIUS]) (Kap. III.1.3) sowie einer hierauf basierenden latenten Klassenanalyse (»latent class analyse« [LCA]) die Prävalenz der Internetsucht in der untersuchten Bevölkerungsstichprobe fest. Die Ergebnisse zeigen keine Bestätigung der

Zahlen aus der Erhebung von Hahn/Jerusalem (2001). So ergibt sich ohne Anwendung des LCA-Verfahrens eine geschätzte Prävalenz für das Vorliegen einer Internetabhängigkeit von 1,5 % (Frauen 1,3 %; Männer 1,7 %). Bei Nutzung der LCA ist die durchschnittliche Prävalenz der untersuchten Gruppe etwas niedriger und liegt bei 1,0 % (Frauen 0,8 %; Männer 1,2 %). Diese Rate steigt, wenn die 14- bis 24-Jährigen betrachtet werden, auf 2,4 % (Frauen 2,4 %; Männer 2,5 %), und bei einer Betrachtung der 14- bis 16-Jährigen zeigt sich eine Prävalenzrate von 4,0 % (Frauen 4,9 %; Männer 3,1 %). 4,6 % der 14- bis 64-Jährigen (Frauen 4,4 %; Männer 4,9 %) werden zudem bei Nutzung der LCA als problematische Internetnutzer angesehen (Rumpf et al. 2011, S. 11 ff.).

Die Drogenbeauftragte der Bundesregierung (2015, S. 62 f.) stellt fest, dass die PINTA-Studie noch immer die wichtigste Referenz darstellt und beziffert – dieser Referenz und den Zahlen unter Anwendung des LCA folgend – somit rund 560.000 Personen in Deutschland als internetabhängig.

In der PINTA-DIARI-Studie (Bischof et al. (2013, S. 3 f.) wurden die Prävalenzzahlen der PINTA-Studie weitgehend bestätigt: So zeigt sich in Deutschland bei den 14- bis 64-Jährigen eine Prävalenz von 1,0 % (Frauen 0,8 %; Männer 1,2 %), bei den 14- bis 24-Jährigen eine Prävalenz von 2,4 % (Frauen 2,4 %; Männer 2,5 %) und bei den 14- bis 16-Jährigen eine Prävalenz von 4,0 % (Frauen 4,9 %; Männer 3,1 %). Der einzige Unterschied war eine leicht höhere Prävalenz bei den 14- bis 24-jährigen Frauen.

Im Rahmen der von der Bundeszentrale für gesundheitliche Aufklärung (BZgA 2013) erstellten Studie wurden mittels einer für Deutschland repräsentativen Stichprobe Jugendliche und junge Erwachsene im Alter von 12 bis 25 Jahren (n = 5.001) durch computergestützte Telefoninterviews (CATI) befragt. Anhand der CIUS wurde hier ermittelt, ob bei den befragten Jugendlichen und jungen Erwachsenen exzessive Internetnutzung vorliegt. Bei denjenigen, die in der CIUS 30 Punkte oder mehr erreichen, wird davon ausgegangen, dass sie das Internet exzessiv nutzen. Die Forschungsergebnisse zeigen, dass bezogen auf alle 12- bis 25-Jährigen bei 2,5 % eine exzessive Internetnutzung vorliegt. Bei den 12- bis 17-jährigen Jugendlichen trifft das auf 3,2 % und bei den jungen Erwachsenen im Alter von 18 bis 25 Jahren auf 2,1 % zu. Exzessive Internetnutzung ist bei männlichen und weiblichen Befragten gleich weit verbreitet (BZgA 2013, S. 40 f.).

Attraktivitätspotenzial 1.2

Das Attraktivitätspotenzial des Internets bezüglich der allgemeinen Internetsucht lässt sich mit der »Triple-A-Engine« (Cooper et al. 1999a) gut beschreiben. Der Begriff »Triple« (dreifach) ergibt sich aus den folgenden Eigenschaften:

- Zugänglichkeit (»accessibility«): Das Internet zeichnet sich durch einen ständigen und leichten Zugang aus, der theoretisch weltweit, jederzeit, von überall her möglich ist.
- Erschwinglichkeit (»affordability«): Das Internet zeichnet sich durch zunehmend preiswerte Flatrateangebote und zeitsparende Nutzungsmöglichkeiten aus, die mit geringem Aufwand in Anspruch genommen werden können.
- Anonyme Nutzung (»anonymity«): Hinzu kommt die Möglichkeit, das Internet anonym zu nutzen, konkrete Personen können mithin unerkannt bleiben bzw. »diskret« agieren.

Andere Autoren, wie Young et al. (2000), greifen in ihren Arbeiten auf ähnliche Eigenschaften zurück: Beim sogenannten ACE-Modell werden die Eigenschaften A für Anonymität (»anonymity«), C für Komfort (»convenience«) und E für jederzeit bestehende Abbruchmöglichkeiten (»escape«) verwendet.

Als weitere Attraktivitäts- und Bindungspotenziale der neuen elektronischen Medien und insbesondere des Internets wird in der Literatur die Möglichkeit der Gestaltung eigener Onlinewelten gesehen, sowohl in Bezug auf die Umgebung als auch die Person. Das digitale »Ich« kann – je nach präferierten Wunsch- und Sinnbildern – sehr unterschiedlich gestaltet werden, beispielsweise humorvoll, aktiv und offen. Die Repräsentation im Netz kann der realweltlichen Identität entsprechen, sich aber auch gänzlich von ihr unterscheiden. Mit diesen Gestaltungsmöglichkeiten sind zum einen Freiheitsgrade verbunden. Zum anderen ergeben sich aber auch neue Zwänge, da die Gestaltung und die Nutzung der virtuellen Welten heute fast obligatorisch zum Lebensalltag von Kindern und Jugendlichen gehören und durchaus realweltliche Konsequenzen nach sich ziehen können, die beispielsweise in Sanktionen der sozialen Peergroup bestehen.

Hinzu kommt, dass die Onlinewelten persistent sind: Sie bestehen auch außerhalb der eigenen Nutzungszeiten fort, sind zugänglich und werden weiterentwickelt. Jeder, der die Onlinewelten verlässt und die Internetverbindung abgebrochen hat, kann sicher sein, dass die Onlinewelten dennoch weitergehen. Bei Onlinespielen drückt sich dies beispielsweise durch Bestenlisten aus, im Arbeitsbereich durch weiterhin eingehende E-Mails. Der Eigenschaft der Persistenz von Onlinewelten wird eine hohe Bindungskraft zugesprochen, die die Entwicklung einer Sucht begünstigen kann, da von den Nutzern u. a. eine hohe Präsenz eingefordert und ein hohes Maß an Immersion erzeugt wird. Immersion bedeutet, dass sich die Wahrnehmung der eigenen Person in der realen Welt vermindert und die Identifikation mit einer Person in der virtuellen Welt gleichzeitig vergrößert (Suchtpräventionsstelle Zürich 2013, S. 16).

Insbesondere Kinder und Jugendliche streben im Sinne einer Erlebnisorientierung nach hedonistisch belohnenden Erlebnissen. Diesen Bedürfnissen kommen die Potenziale des Internets zunehmend in Form attraktiver Grafikgestaltung sowie umfassender Einbindung von (Bewegt-)Bildern und interaktiven

Elementen entgegen. Lange Zeit haben zweidimensionale Darstellungen das erlebnisorientierte, intuitive Erleben im Internet eingeschränkt. Mit der Verbreitung von 3-D- bzw. Augmented-Reality-Anwendungen werden diese technisch bedingten Defizite aufgehoben und neue Freiheiten für die Vermischung der digitalen und realen Welt angeboten.

Vor allem Augmented-Reality-Brillen werden seitens der Anbieter als nächste große Entwicklungsstufe nach dem Smartphone angesehen. Die strategische Ausrichtung relevanter Unternehmen ist derzeit unterschiedlich: Während Facebook sich mit »Oculus Rift« (Übernahme durch Facebook Anfang 2014) als Head-Mounted-Display mit besonders großem Sichtfeld und besonders schnellen Bewegungssensoren auf VR-Technologien konzentriert, gehen Google mit Videobrille und Bewegungstracking (»Magic Leap«) sowie Microsoft mit entsprechendem Headset (»HoloLens«) stark in Richtung »augmented reality«.

Aber auch Konzepte wie der »interaktive Bilderrahmen« illustrieren neue Attraktivitätspotenziale internetbasierter Anwendungen. Der Bilderrahmen hütet das Geheimnis des Besitzers und zeigt im Normalzustand ein unverfängliches Bild, verbirgt jedoch ein privates Bild, das über eine Interaktion mit dem Finger auf dem berührungssensitiven digitalen Bilderrahmen geöffnet und wieder verborgen werden kann. Konzepten dieser Art, die zum einen durch die grafische Gestaltung die Emotionalität der Onlinewelten forcieren, zum anderen differenzierter und interaktiver gestaltet sind, wohnt neben ihrem hohen Attraktivitätspotenzial insgesamt auch ein hohes Bindungs- und Suchtpotenzial inne.

Phänomenologie und Diagnostik 1.3

In der wissenschaftlichen Literatur werden unterschiedliche Vorschläge zur diagnostischen Einordnung der allgemeinen Internetsucht gegeben. Dabei wird die Internetsucht oft als Verhaltenssucht verstanden, und es wird auf neurobiologische Entsprechungen von stoffgebundenen und stoffungebundenen Süchten rekurriert (Eichberg 2013). Insgesamt existieren inzwischen umfassende Arbeiten, die verschiedene Verhaltenssüchte fokussieren (Batthyány et al. 2009; Rosenberg/Feder 2014). Dagegen kann eingewendet werden, dass eine im Wesentlichen symptombasierte Diagnostik von Mediensucht die individuelle und soziale Bedeutung einer expansiven Mediennutzung verfehlt. Zwar basieren die etablierten medizinischen Diagnosesysteme auch bei einer symptom- bzw. verhaltensbasierten Diagnostik auf empirischen Befunden und Korrelationen von Indikatoren (Nutzungshäufigkeit, Schlaflosigkeit etc.). Aufgrund der Sozial- und Kulturgebundenheit (nicht nur) der Mediennutzung ist aber eine solche Diagnostik äußerst anfällig für oberflächliche Interpretationen und zeitgebundene politische wie scheinwissenschaftliche Ideologie. Die am wissenschaftlichen Diskurs Beteiligten müssen ihre epistemischen und anthropologischen Hintergrundtheorien offenlegen. Gerade das Thema Sucht im Verhältnis zum Normalverhalten ist außerordentlich zeit- und kulturgeprägt.

In den bekannten Diagnosesystemen (ICD, DSM) ist die allgemeine Internetsucht derzeit nicht enthalten. Die American Psychiatric Association (APA 2013) hat im DSM-5 die spezifische Form der Internetsucht »Internet gaming disorder« als ein eigenständiges Störungsbild »empfohlen für weitere Untersuchungen« aufgenommen (Kap. III.2.3) und entsprechende Diagnosekriterien vorgeschlagen. In der Folge wurden die klinische und wissenschaftliche Sichtbarkeit des Phänomens der Mediensucht insgesamt erhöht. Die Aufnahme wird zudem als Signalwirkung für das noch zu entscheidende ICD-11 gewertet, das laut WHO im Jahr 2017 verabschiedet werden soll. In der Vergangenheit ist die Weiterentwicklung des ICD oft der Entwicklung des DSM gefolgt (Margraf/Schneider 2009, S. 194). Im wissenschaftlichen und politischen Diskurs ist die Anerkennung der Internetsucht als eigenständiges Krankheitsbild daher ein aktuelles Thema.

Die Klassifikationssysteme ICD und DSM lassen in jeder der definierten Störungsgruppen Restkategorien offen. Nach derzeitigem Stand könnte z. B. ein Psychotherapeut oder Psychiater einen Internetsüchtigen der Krankenkasse gegenüber als Patienten mit einer »nicht näher bezeichneten Störung der Impulskontrolle« deklarieren. Er könnte dem Patienten also durchaus eine eindeutige klinische Diagnose zuweisen. Allerdings wird argumentiert, dass es in der Regel eher umständlich ist, von den Krankenkassen die Behandlung einer nicht näher bezeichneten Störung bewilligt zu bekommen. Mit dem Störungsbild der Internetsucht vertraute Psychotherapeuten oder Psychiater behelfen sich daher u. a. so, dass sie gegenüber den Krankenkassen von einer Depression sprechen. Um solche Konstruktionen zu vermeiden, wäre die Aufnahme der Internetsucht als eigenständige Störung förderlich.

Während diagnostische Kriterien vor allem in klinischen Zusammenhängen der Klärung dienen, ob ein Individuum unter einer bestimmten Erkrankung leidet oder nicht, werden psychometrische Skalen vor allem in wissenschaftlichen Zusammenhängen dazu verwendet, den Ausprägungsgrad der Störung zu bestimmen (Wölfling et al. 2015, S. 88 f.). In der Regel handelt es sich um Fragebögen, die von den Betroffenen selbst beantwortet werden. Verwendete Fragebögen bestehen z. B. aus 14 Items (CIUS) (Meerkerk et al. 2009) oder 15 Items (GPIUS2) (Barke et al. 2012) und werden jeweils anhand einer Skala bewertet. Anhand der Antworten wird dann eine Abschätzung über die Schwere der allgemeinen Internetsucht erstellt. In diesem Zusammenhang gibt es Ansätze, bei denen alle notwendigen Kriterien erfüllt sein müssen (monothetic), um eine Suchterkrankung zu diagnostizieren, bei anderen muss nur ein Teil der Kriterien erfüllt sein (polythetic) (Seok/DaCosta 2012, S. 2144).

Wölfling et al. (2015, S. 111) bezeichnen die sogenannte »generalized problematic Internet use scale« (GPIUS2) als besonders vielversprechendes, wenn auch sehr allgemein gehaltenes Skalierungsinstrument, das bereits ins Deutsche übersetzt und validiert wurde (Kasten).

Generalized Problematic Internet Use Scale 2 (deutsche Version)

1. Ich finde es schwierig, meine Internetnutzung zu kontrollieren.
2. Ich habe schon das Internet genutzt, damit ich mich besser fühle, als ich deprimiert war.
3. Durch meine Internetnutzung habe ich Schwierigkeiten, mein Leben zu managen.
4. Ich kommuniziere lieber online mit anderen Menschen als von Angesicht zu Angesicht.
5. Meine Internetnutzung hat mir schon Probleme in meinem Leben bereitet.
6. Ich habe schon das Internet genutzt, um mich besser zu fühlen, wenn ich aufgewühlt oder mies drauf war.
7. Wenn ich offline bin, fällt es mir sehr schwer, dem Drang zu widerstehen, ins Internet zu gehen.
8. Es fällt mir schwer, die Dauer der Zeit, die ich online verbringe, zu kontrollieren.
9. Ich habe soziale Aktivitäten oder Verabredungen wegen meiner Internetnutzung verpasst.
10. Ich habe schon das Internet benutzt, um mit anderen zu reden, wenn ich mich isoliert fühlte.
11. Ich würde mich verloren fühlen, wenn ich nicht ins Internet gehen könnte.
12. Ich ziehe soziale Interaktionen online der Kommunikation von Angesicht zu Angesicht vor.
13. Bei sozialen Interaktionen online fühle ich mich wohler als bei Interaktionen von Angesicht zu Angesicht.
14. Wenn ich offline bin, bin ich besessen von dem Gedanken daran, ins Internet zu gehen.
15. Wenn ich eine Weile nicht online war, beschäftigt mich der Gedanke, ins Internet zu gehen, sehr stark.

Fünf-Punkt-Likert-Skala: stimme überhaupt nicht zu (1)/stimme eher nicht zu (2)/weder – noch (3)/stimme eher zu (4)/stimme stark zu (5)

Quelle: nach Barke et al. 2012

Begleiterkrankungen

Als Begleiterkrankungen der allgemeinen Internetsucht werden psychische Störungen wie Depression, soziale Ängste oder ADHS (Aufmerksamkeitsdefizit bzw. Hyperaktivitätsstörung) benannt (Bischof et al. 2013, S. 5f.; Schuhler et al. 2012, S. 109; Wölfling et al. 2015, S. 94f.). Dabei wird auch konstatiert, dass bislang nicht eindeutig geklärt ist, ob beispielsweise eine Depression die Wahrscheinlichkeit einer allgemeinen Internetsucht erhöht oder die Symptome einer allgemeinen Internetsucht zu einer depressiven Erkrankung bzw. psychischen Störungen führen.

Onlinespielsucht 2.

Fallvignette Onlinespielsucht

Soziodemografie

Wie viele Internetabhängige stellte sich der 28-jährige Herr N. zunächst ohne eigene Veränderungsmotivation in einer Spezialambulanz vor. Seine Eltern machten sich schon lange Sorgen um ihn, da er sich seit Jahren in der Souterrainwohnung des Elternhauses verkapselt, um dort rund um die Uhr Onlinerollenspiele zu spielen. Im Zuge seiner Abhängigkeitsentwicklung war er schon lange arbeitslos gemeldet und er schloss nie eine Ausbildung ab. Sein Sachbearbeiter vom Jobcenter forderte ihn zuletzt dazu auf, sich einer Diagnostik und Behandlung zu unterziehen, dies unter der Androhung, die Sozialleistungen zu kürzen.

Problemstellung/Diagnose

Zum Zeitpunkt der Erstdiagnostik spielte der Patient über einen Zeitraum von mehr als zwei Jahren täglich acht bis zwölf Stunden vor allem das Onlinerollenspiel »World of Warcraft«. Er erfüllte alle Kriterien für Internetabhängigkeit, wie sie Young (1998) formulierte, und erzielte auf der Internetsuchtskala von Hahn/Jerusalem (2001) ausgesprochen hohe Werte. Zu diesem Zeitpunkt verlor er völlig die Kontrolle über seine Spielaktivitäten und gab letztlich auf, seine Spielzeiten zu begrenzen, um zu einem normalen Tag-Nacht-Rhythmus zurückzukommen. Auch zu Zeiten, in denen er nicht im Onlinespiel aktiv war, dachte er daran, was er dort zuvor gemacht hatte oder baldmöglichst tun würde. Es gab keine sozialen Kontakte außerhalb des Internets, abgesehen von denen zu seiner Familie und zu seinem Sachbearbeiter, die er auf ein Minimum reduzierte.

Begleiterkrankungen

Im Rahmen der Diagnostik wies der Patient neben der Onlinespielsucht auch Anzeichen einer depressiven Verstimmung auf. Insgesamt wurde im Verlauf der Therapie, in der er erste Schritte zur Reduktion der Spielzeiten umsetzen konnte, immer deutlicher, dass er schon seit Langem unter Symptomen einer Depression litt. Die Onlinespielsucht kaschierte diese über einen langen Zeitraum, wobei nicht eruiert werden konnte, ob die Depression oder die Onlinespielsucht zuerst aufgetreten war. Seine Stimmung war gedrückt und wenig modulierbar. Es gab kaum etwas, das ihn zum Lächeln, geschweige denn zum Lachen bringen konnte. Seine Freudlosigkeit ging mit einer deutlichen Antriebslosigkeit einher, zumindest im Hinblick auf alles, was in der konkret-realen Welt zu tun war oder hätte sein können. Seine Grundhaltung war deutlich pessimistisch. Sein Misstrauen gegenüber der Gesellschaft und den Menschen war groß, ohne dass er paranoid gewesen wäre. Er empfand das Leben im Allgemeinen und sein Leben im Besonderen als wenig lebenswert.

Persönlichkeitsvariablen: Risiko- und Schutzfaktoren

Herr N. litt charakteristischerweise unter einer ausgeprägten Selbstwertproblematik und einer tiefgehenden Selbstunsicherheit. Viele Enttäuschungen und Kränkungen in Schule, Studium und Arbeit schmälerten sein ohnehin schon geringes Selbstwertgefühl weiter. Seine Schüchternheit trug ihrerseits zum sozialen Rückzug aus der realen in die virtuelle Welt bei, und jene wenigen Sozialkontakte, die einstmals bestanden hatten, brachen durch die exzessiven Spielzeiten weg. Dagegen konnte er in den Spielen hinter der Maske des Helden selbstsicher auftreten und mit anderen Spielern erfolgreich interagieren. Da er außerhalb des Netzes und seiner Familie so gut wie keine sozialen Kontakte pflegte und in der realen Welt keinerlei Bestätigung fand, fehlten ihm jegliche Ressourcen, die eine Spontanremission hätten mit sich bringen können. Am ehesten erschienen noch seine überdurchschnittliche Intelligenz und sein Interesse an politischen Aspekten des Internets als positive Faktoren, wobei dies bei ihm zwar zum Konsum von konspirativen Informationsforen, aber nicht zu einem engagierten Handeln als Netzaktivist führte.

Negative Faktoren durch den Konsum

Schon in der frühen Kindheit spielte er exzessiv Computerspiele, worunter auch schon immer seine Schulleistungen litten. Obschon er eine überdurchschnittliche Intelligenz besaß, zeigte er immer gerade nur so viel Einsatz wie nötig, um die Schule bis zum Abitur durchzustehen. Nach dem Zivildienst startete er zwei Versuche, ein Studium zu absolvieren. Doch immer war sein Drang, Computerspiele zu spielen, stärker als die Disziplin, die das Jura- und das Informatikstudium erforderten. Schließlich nahm er eine Stelle am Gepäckband eines Flughafens an. Er arbeitete vor allem abends und auch nachts, sodass es schwer war, ein Alltagsleben mit sozialen Kontakten aufzubauen. Als man ihm kündigte, um ihn nicht fest anstellen zu müssen, zog er sich enttäuscht aus der Arbeitswelt zurück.

Behandlungsempfehlung

Am Anfang der Behandlung von Herrn N. ging es zunächst darum, die schwerwiegendsten sozialen und psychischen Folgen seiner Abhängigkeit zu lindern. Mit der fortan kontinuierlichen Unterstützung eines Sozialarbeiters konnten die Einkünfte des Patienten insofern auf eine sicherere Basis gestellt werden, als dass ein Antrag auf Grundsicherung gestellt und genehmigt wurde. Zu diesem Zeitpunkt war abzusehen, dass der Weg bis zu einer beruflichen Wiedereingliederung lang werden würde. Neben den sozialpsychiatrischen Hilfsmaßnahmen wurde der Patient auch psychopharmakologisch behandelt. Wegen der gravierenden Depressivität erhielt er eine antidepressive Medikation, worunter er eine gewisse Verbesserung und Stabilisierung seiner niedergedrückten Stimmung erfuhr. Wegen seiner Sucht wurde ihm empfohlen, sich in einer störungsspezifischen Gruppentherapie für Internetabhängige behandeln zu lassen, was er nach anfänglich misstrauischer und ablehnender Haltung schließlich dankbar annahm.

Weiterer Verlauf

Angesichts der Schwere seiner Erkrankung bedurfte es nach der störungsspezifischen Gruppentherapie weiterer tiefer gehender Behandlungsansätze. Im Rahmen einer stationären Psychotherapie erzielte der Patient erstmalig eine Abstinenz von Onlinespielen, die über mehrere Monate vorhielt. Herr N. wurde fortan ambulant psychotherapeutisch weiterbehandelt, um eine Stabilisierung und Resozialisierung zu erzielen. Im Rahmen soziotherapeutischer Maßnahmen im Rahmen eines Berufspraktikums, einer sozialpsychiatrischen tagesklinischen Behandlung und einer Maßnahme des Arbeitsamtes kam es zwar zu einer weiteren Außenorientierung, aber im Verlauf auch zu einem Rückfall, den er durch eine fortan kontrollierte Onlinespielnutzung abzumildern vermochte. Wenngleich die Depressivität und Onlinespielsucht zum Ende der Behandlung deutlich unter Kontrolle gebracht waren, konnte er noch keinen Anschluss an die verpassten Ausbildungschancen finden oder eine Arbeit aufnehmen. Die Fallgeschichte verdeutlicht, wie langwierig die Behandlung einer Onlinespielsucht sein kann, wenn die Abhängigkeitsentwicklung von frühester Kindheit an ihren Ausgang nimmt.

Quelle: nach Wölfling et al. 2015, S. 76 ff.

Einordnung 2.1

Die Onlinespielsucht – auch als Computerspielsucht, Bildschirmspielsucht oder Internetspielsucht bezeichnet – wurde in den vergangenen Jahren in der Öffentlichkeit, aber auch in wissenschaftlichen Publikationen intensiv diskutiert, oft im Zusammenhang mit der Spielenutzung durch Kinder und Jugendliche. Die begriffliche Ausdehnung, die Wertung des Verhaltens (als »normales«, »enthusiastisches« bzw. »abhängiges« Verhalten) und die Vorgehensweise bei der Definition der Untersuchungsvariablen im Rahmen empirischer Forschung zeigen in den vorliegenden Studien jedoch ein erhebliches Spektrum auf, sind also weder eindeutig noch friktionsfrei. Dabei wird auch kritisch hinterfragt, ob es sich bei dem Phänomen um ein medial generiertes Bild oder eine reale Sucht handelt (Seok/DaCosta 2012; Spekman et al. 2013). Nichtsdestotrotz ist die Onlinespielsucht der am meisten wissenschaftlich beleuchtete Typus im Spektrum der Mediensucht.

Aus klinischer Sicht handelt es sich bei einem typischen Onlinespielsüchtigen nach Angaben von Kuss/Griffiths (2012) zumeist um männliche Jugendliche oder junge Männer, die im Internet exzessiv virtuelle Heldenfiguren spielen, während sie im realen Leben auf dem Weg in ein selbstbestimmtes Erwachsenenleben immer weiter ins Scheitern geraten. In der Folge ziehen sie sich aus dem unmittelbaren sozialen Umfeld zurück und weichen in die virtuelle Welt aus. Die Sucht nach Computerspielen und der Autonomieverlust in der konkret-realen Welt stehen dabei Wölfling et al. zufolge (2015, S. 76) zumeist in einem engen Zusammenhang: »Das spezifische Suchtverhalten wird von Selbstunsicherheit und Selbstwertproblemen in der realen Welt begleitet und wechselseitig verstärkt. Allerdings können die typischen Begleiterkrankungen, vor allem soziophobische und depressive Störungen, sowohl die Ursache als auch die Folge einer Sucht nach Onlinespielen sein. Wenn Heranwachsende schon in Kindheit und Jugend in eine Computerspielsucht hineingewachsen sind und bestimmte körperliche, emotionale und geistige Entwicklungsaufgaben im Zuge dieser Fehlentwicklung nicht bewältigt wurden, dann ist dies weniger als ein

Rückzug denn vielmehr als ein *Zurückbleiben* in den digitalen Spielwelten zu verstehen.«

Zu den in der Literatur benannten negativen körperlichen Konsequenzen der Onlinespielsucht zählt beispielsweise der durcheinandergeratene Schlaf-wach-Rhythmus (wenn die Spieler regelmäßig bis in die frühen Morgenstunden am Bildschirm sitzen). Auch ernähren sich viele schlecht, werden unter- oder übergewichtig und bewegen sich nicht ausreichend. Weitere körperliche Folgeerscheinungen sind muskuläre Überanstrengung, Fehlbelastung des Skeletts, Kopfschmerzen und im Extremfall Thrombosen nach tagelangem Sitzen. Hinzu kommen Überbelastungen, insbesondere von Augen und Sehnen (Wölfling et al. 2015, S. 95 f.), aber auch soziale und berufliche negative Konsequenzen.Die Leistungen in Schule oder Beruf sinken infolge von Fehlzeiten, Übermüdung und Konzentrationsproblemen. Es entstehen Tage vollständiger internet- und onlinespielebedingter Arbeitsunfähigkeit (Bischof et al. 2013, S. 7). Mit Freunden und der Familie kommt es zu Konflikten, zuweilen wenden diese sich auch ganz ab.

Wölfling et al. (2015, S. 91 ff.) beschreiben verschiedene Persönlichkeitsvariablen sowie Risiko- und Schutzfaktoren im Hinblick auf Onlinespielsucht. Demnach zeichnen sich Menschen mit süchtigem Spieleverhalten häufig durch hohe Ausprägungen in den Bereichen Impulsivität, Introversion und Neurotizismus im Sinne der Neigung zu emotionaler Labilität, Ängstlichkeit und Traurigkeit aus. Als weitere Risikofaktoren werden Störungen im Antrieb und im Arbeitsverhalten sowie eine hohe Prokrastinationsneigung genannt. Ebenso wirken sich ein überwiegend dysfunktionaler Copingstil und eine eher geringe emotionale Intelligenz negativ aus. Gemeint ist damit, dass Onlinecomputerspiele auf dysfunktionale Weise genutzt werden, um dem Alltag zu entfliehen oder sich von negativen Befindlichkeiten, anstehenden Aufgaben oder belastenden interpersonellen Konflikten abzulenken (Eskapismus). Neben diesen Risikofaktoren gibt es jedoch auch Schutzfaktoren: Hierzu zählen beispielsweise eine hohe Gewissenhaftigkeit und hohe soziale Selbstwirksamkeitsüberzeugungen.

Prävalenzen ausgewählter Studien in Deutschland

Die Angaben zur Prävalenz der Onlinespielsucht differieren analog zu den unterschiedlichen Begriffsdefinitionen und zugrundegelegten Kriterien der Operationalisierung in den wissenschaftlichen Studien.

Das Kriminologische Forschungsinstitut Niedersachsen (KFN) veröffentlichte 2009 eine Studie zur Computerspielabhängigkeit im Kindes- und Jugendalter (Rehbein et al. 2009), die bei insgesamt 44.610 Schülern neunter Klassen durchgeführt wurde. 15.168 Schülern wurde dabei ein umfassendes Zusatzmodul zur Internet- und Computerspielnutzung vorgelegt. Für die Schülerbefragung wurde die Computerspielabhängigkeitsskala KFN-CSAS-II gewählt. Rehbein et a. (2009, S. 1) kommen zu dem Ergebnis, dass 3 % der männlichen und 0,3 % der weiblichen Jugendlichen als computerspielabhängig und 4,7 % der Jungen und 0,5 % der Mädchen als gefährdet eingestuft werden.

In einer 2013 durchgeführten Studie (Rehbein et al. 2015b) wurden zudem die Häufigkeit regelmäßiger, riskanter und problematischer Glücksspielnutzung und psychosoziale Risikoindikatoren des Glücksspielkonsums im Jugendalter untersucht. Zur Klassifikation wurde das »Diagnostic and Statistical Manual of Mental Disorders-IV-Multiple Response format for Juveniles« (DSM-IV-MR-J) angewandt. Die Studienergebnisse zeigen, dass das Glücksspielverhalten bei Jugendlichen von kommerziellen Angeboten dominiert wird. Die Datengrundlage der Studie bildet eine für Niedersachsen repräsentative Befragung mit 11.003 Neuntklässlern unter Berücksichtigung aller allgemeinbildenden Schulformen (Förderschulen, Hauptschulen, Realschulen, integrierte Haupt-/Realschulen, Gymnasien, Gesamtschulen, Oberschulen). Den Untersuchungsergebnissen zufolge weisen 3,5 % der Jugendlichen eine regelmäßige, 1,1 % eine riskante und 0,3 % eine problematische Glücksspielnutzung auf. Jungen sind in allen glücksspielaffinen Gruppen deutlich stärker vertreten. Als bedeutende Prädiktorvariablen für regelmäßige und riskante Glücksspielnutzung werden neben dem Geschlecht und dem Migrationshintergrund eine erhöhte Gewaltakzeptanz und eine Sportvereinsmitgliedschaft genannt.

In einer Studie aus dem Jahr 2011, die das Hans-Bredow-Institut in Kooperation mit dem Institut für Medienforschung und Medienpädagogik der Fachhochschule Köln (Fritz et al. 2011) durchführte, wird auf die Ergebnisse einer Literaturrecherche hingewiesen, in die mehr als 30 nationale und internationale Studien eingeflossen sind, die sich speziell mit exzessiver Computerspielnutzung befassen. Etwa in zwei Dritteln der Studien wurden Anteile für exzessive bzw. pathologische oder problematische Nutzung festgestellt: Die Werte schwanken zwischen 1,7 und etwa 15 % der jeweils untersuchten Stichproben. In einer eigenen empirischen Erhebung wurde zudem das Spielverhalten ebenfalls mit der verwendeten Skala KFN-CSAS-II analysiert. Die ausgewerteten Daten zeigen, dass 0,9 % der Spieler als »gefährdet« und 0,5 % als »abhängig« eingeordnet werden. Fritz et al. (2011, S. 205 u. 214 ff.) argumentieren, dass es sich hierbei um keine Diagnose von »Abhängigkeit« im Sinne eines klinischen Störungsbildes handelt.

Zur Typologie von Onlinespielern sind die Untersuchungen uneindeutig. In den vorliegenden Studien wird insgesamt darauf verwiesen, dass nicht alle Bevölkerungsteile gleich betroffen, sondern spezifische soziodemografische Merkmale auffallend sind. So wird in einigen Studien zur Onlinespielsucht darauf hingedeutet, dass Jugendliche gefährdeter sind als Erwachsene und Jungen gefährdeter sind als Mädchen. Allerdings mehren sich die Zeichen, dass sich die alters- und geschlechtsbezogene Differenzierung ändert. So stellt der Bundesverband Interaktive Unterhaltungssoftware e.V. für Deutschland (BIU 2013) fest, dass zunehmend mehr Menschen spielen. Der Altersdurchschnitt der Spieler lag im Jahr 2013 den BIU-Angaben zufolge bei 32,9 Jahren und damit oberhalb der »Jugendlichkeit«, bis zu 43 % der insgesamt rund 25 Mio. Spieler sind mittlerweile weiblich.

Wölfling et al. (2015, S. 89 f.) verdeutlichen, dass die Sucht nach Onlinespielen bei Kindern, Jugendlichen und Erwachsenen anzutreffen ist. Dabei handelt es sich zum Teil um eine in Kindheit und Jugend entstandene, bis ins Erwachsenenalter persistierende Sucht. Es finden sich aber auch Verläufe, die erst im Erwachsenenalter ihren Ausgang genommen haben. Nicht geklärt ist zudem die Frage, ob und inwieweit die soziodemografischen Differenzierungen der Suchtgefährdung mit der bestehenden Angebotsstruktur der Spiele bzw. der oft praktizierten Ausrichtung der Spiele auf die männliche Zielgruppe zusammenhängen. Die Nutzungsmuster und Präferenzen der Geschlechter zeigen auf alle Fälle deutliche Differenzen: So stellt beispielsweise die BZgA (2013, S. 44) fest, dass Ego-Shooter, Adventure- und Sportspiele häufiger von Jungen und jungen Männern gespielt werden, Denk- und Geschicklichkeitsspiele hingegen von mehr Mädchen und jungen Frauen. Zudem kann hinsichtlich der Frage nach den Herkunftsfamilien der Betroffenen derzeit kein charakteristischer sozialer Hintergrund ermittelt werden. Bis auf Weiteres sei davon auszugehen, dass sich die Sucht nach Onlinespielen zunächst über alle Gesellschaftsschichten hinweg weiter ausbreiten wird.

In diesem Zusammenhang sind auch einige der vorliegenden Prävalenzstudien bezüglich der zugrundegelegten Stichprobe zu problematisieren. So befragten z. B. Spekman et al. (2013) in ihrer Studie nur heranwachsende Jungen zwischen 11 und 18 Jahren, was zu einem sehr eingeengten Ergebnis führt. In anderen Studien finden sich hinsichtlich des Geschlechts keine ausgewogenen Stichproben. So nahmen beispielsweise an der Untersuchung von Seok und DaCosta (2012) 84 % männliche und nur 14 % weibliche Personen teil. Auch daher kann die Prävalenz der Onlinespielsucht nur schwer eingeschätzt werden.

Attraktivitätspotenzial 2.2

Der Markt der Computerspiele hat sich in den vergangenen Jahren im Hinblick auf deren Anzahl und Vielfalt stark entwickelt. Wesentliche Impulse gehen von den Onlinespielen und den mobilen Spieleangeboten für Smartphones und Tablets aus. Mittlerweile sind alle gängigen Spielekonsolen internetfähig und eine Differenzierung zwischen Off- und Onlinespielen ist zunehmend unangebracht. Da die technischen Geräte immer leistungsfähiger werden und sich die Interaktionsmöglichkeiten z. B. durch den Einsatz von Touchscreens geändert haben, ist das Spieleerlebnis ein anderes als noch in den 1990er Jahren. Zudem haben sich die Distributionswege geändert, viele Spiele erlauben das weltweit vernetzte Spielen. Die Entwicklungen dokumentieren insgesamt eine durchaus radikale Umstrukturierung des Marktes.

In Studien zur Onlinespielsucht wird hinsichtlich der Vielspieler auf Onlinerollenspiele (»massive multiplayer online role-playing games [MMORPGs]) und auf Onlineshooterspiele verwiesen (Kunczik/Zipfel 2010, S. 55; Wölfling et al. 2015, S. 59 f.). Die ersten Rollenspiele entstanden dabei bereits Anfang der 1980er Jahre unter dem Namen »Multi User Dungeons« (MUD) und waren noch rein textbasierte Spiele (Keegan 1997). Das erste erfolgreiche grafikbasierte Onlinerollenspiel war »Ultima Online« aus dem Jahre 1997, aber erst im Rahmen der Entwicklung von »Everquest« um das Jahr 1998 wurde der Begriff des MMORPG geprägt und die grundlegenden Mechaniken, auf denen auch heute noch alle ähnlichen Spiele basieren, etabliert (Freeman 2008).

MMORPGs zeichnen sich insbesondere durch eine weitläufige und persistente Spielwelt aus, in der die Spieler zeitweise allein, zumeist aber in Gruppen u. a. in der Form von »quests« (Aufgaben bewältigen), »raids« (größer angelegte Beutezüge) oder nur zum »grinden« (dauerndes Wiederholen einer Tätigkeit im Spiel) mit dieser interagieren. Die virtuelle Welt ist zudem »physisch« in dem Sinne, als dass die Dimensionen Zeit und Raum gelten. Die Spiele sind vertikal strukturiert. Leistungen werden also z. B. durch das Erreichen höherer Spielelevels belohnt. Auch gibt es kein definiertes Spielende, sondern immer wieder neue Ziele, die erreicht werden sollen und können (Kunczik/Zipfel 2010, S. 55).

Nicht zuletzt aufgrund des Erfolgs von »World of Warcraft« hat sich in der jüngeren Vergangenheit das System der Online-Multiplayer-Rollenspiele auf weitere Spielegenres übertragen. So gibt es neben Rollenspielen auch First-Person-Shooter, Autorennspiele oder Weltkriegssimulationen sowie mobile Spiele, die als »massively multiplayer online games« (MMOs) angelegt sind. Hinzu kommen die »multiplayer online battle arenas« (MOBAs), die anders als MMORPGs einen geringeren Zeitaufwand erfordern, dennoch aber zu den meistgespielten Online-Multiplayer-Spielen zählen. »Zwei Teams mit je fünf Spielern treten gegeneinander an und versuchen, sich gegenseitig umzubringen und die gegnerische Basisstation zu zerstören. Das ist, vereinfacht gesagt, das Grundprinzip der sogenannten MOBAs. Diese ... Computerspielgattung hat in den letzten Jahren einen enormen Aufschwung erlebt.« (Fehrenbach 2013, S. 1) MOBAs sind im Gegensatz zu MMORPGs nicht auf ein Endlosspiel ausgelegt, es ist aber ohne Weiteres möglich, eine große Anzahl von einzelnen Partien nacheinander zu spielen.

Im Bezug auf das zweite international beliebte Genre der Onlineshooterspiele erläutern Wölfling et al. (2015, S. 61), dass hier grundsätzlich andere Rahmenbedingungen gelten als für Onlinerollenspiele: »Solche Kampfspiele wie die besonders erfolgreiche Reihe ›Call of Duty‹ ermöglichen zumeist vereinsartig organisierten Teams von Spielern hochkompetitive virtuelle Gruppengefechte unter Einsatz von realistischen Waffen, Fahrzeugen und Ausrüstungen. Gekämpft wird in abgeschlossenen virtuellen Arenen (z. B. einem Stadtzentrum) und nach strengen Regeln. Viele Shooter-Gamer trainieren regelrecht für diese Wettbewerbe, die teilweise wie Sportturniere ausgerichtet werden (›eSports‹[2], Seo/Jung 2014) und weisen damit ein Tätigkeitsprofil auf, das nicht mehr dem reinen Freizeitvergnügen entspricht.« In einigen Studien werden die enorme Bedeutung des Wettbewerbscharakters von Spielen (gefordert werden, Leistung zeigen, Erfolg haben) und auch die positive Verstärkung durch die permanente Kommunikation im Team hervorgehoben (per Voice-over-IP) (Jansz/Tanis 2007).

Weitere Attraktivitätspotenziale entstehen durch die enorme Vielfalt der Genres und Nutzungsmöglichkeiten, die Onlinespiele mittlerweile bieten. Dabei haben sich auch die zugrundeliegenden Geschäftsmodelle geändert. So gibt es zunehmend Free-to-play-Spieleangebote, die kostenlos beschafft und ohne Abonnementgebühren über das Internet gespielt werden können. Dieses Geschäftsmodell ist darauf ausgerichtet, durch die kostenlose Verteilung sehr viele Spieler zu erreichen und zu binden. Die Monetarisierung erfolgt über die Möglichkeit, während des Spiels für Kleinbeträge Zusatzfeatures als digitale Güter zu erwerben (bessere Waffen und Ausrüstungsgegenstände, Schmuck, Futter etc.) oder aber im Spiel weiterzukommen (höhere Level zu erreichen etc.). Die Forschungsagentur Superdata Research hat eine Top 10 der finanziell erfolgreichsten »kostenlosen« Spiele erstellt: Hier zeigt sich, dass auf Platz 1 das Spiel »World of Tanks« steht, das weltweit als Multiplayer-Shooter von Millionen von Spielern gespielt wird und das in zwölf Monaten pro Spieler Einnahmen im Schnitt von 4,51 US-Dollar generiert hat (Stöffel 2014). Die erzielten Umsätze dokumentieren entsprechend hohe Attraktivitätspotenziale der Free-to-play-Onlinespiele.

Empirische Befunde, die bestimmten Faktoren und Gestaltungsprinzipien von Onlinespielen eine »suchtinduzierende« Wirkung nachweisen, liegen bislang nicht vor. Dennoch wird die Möglichkeit einer Langzeitbindung an ein einzelnes Onlinespiel durch verschiedene spielimmanente Faktoren diskutiert. Nach Wölfling et al. (2015, S. 59 f.) werden vor allem vier Eigenschaften von Onlinerollenspielen, die für die Initiierung und Aufrechterhaltung von Onlinespielsucht infrage kommen, aufgezeigt:

› *Flow-Erleben*: Onlinerollenspiele verfügen oft über die Fähigkeit, durch Interaktivität und unmittelbare Rückmeldung von Ergebnissen an die Spieler den Erfahrungszustand des Flusserlebens (»flow« oder »optimal experience« im Sinne von Csíkszentmihályi 1990; Sherry 2004) herzustellen und auf-

2 Der Begriff »e-Sport« bezeichnet den sportlichen Wettkampf zwischen Menschen im Rahmen von Computerspielen.

rechtzuerhalten. Die Spieler fühlen sich hervorragend und verlieren ihr Zeitgefühl; daher gilt »flow« als Sog, der Bindung und exzessive Nutzung hervorbringen kann.

- *Offene Spielwelt ohne vorgegebenes Spielende*: Die meisten Onlinerollenspiele sind auf endlosen Gebrauch ausgelegt. Diese geplante Endlosigkeit dient dazu, Abonnenten und Nutzer möglichst lange zu binden; sie dürfte es Personen mit einem Risiko zum pathologischen Spielen massiv erschweren, von ihrem Lieblingsspiel loszukommen (Klimmt 2009).
- *Soziale Interaktion mit anderen Spielern und die »fear of missing out«*: Der Austausch und die Freundschaft mit anderen Avataren und Spielern tragen erheblich zur Attraktivität von Onlinerollenspielen bei. Über das Spielen im engeren Sinne hinaus scheint die Bindung an Mitspieler und Spielergruppen (sogenannte »Gilden«) eine starke Anziehungskraft auszuüben. Weil diese Spielwelten persistent sind, also »weiterlaufen«, auch wenn ein einzelner Nutzer das Spiel verlässt, kann die Angst geschürt werden, durch Nichtspielen oder das Beenden einer Spielsitzung etwas Wichtiges zu verpassen, weil »die anderen« ja weiterspielen (»fear of missing out«) (Przybylski et al. 2013).
- *Trägheitseffekte bisher erreichter Verdienste*: Onlinerollenspiele melden ihren Nutzern die erzielten Fortschritte und Erfolge explizit zurück, etwa in Form von Erfahrungsklassen, die der eigene Avatar erreicht hat, oder der »Freischaltung« von Waffen oder Handlungsmöglichkeiten, die weniger fortgeschrittenen Mitspielern noch nicht zugänglich sind. Diese Belohnungen für Erreichtes schaffen zugleich das Gefühl, dass die eigene virtuelle Spielexistenz »hart erarbeitet« und »etwas wert« ist. Solche Trägheitseffekte von bisher investiertem Spielaufwand erhöhen die gefühlte Barriere, die einer Begrenzung oder Beendigung der Spieltätigkeit entgegensteht (Klimmt 2009).

Berücksichtigt werden muss, dass es bezüglich dieser Faktoren widersprüchliche wissenschaftliche Erkenntnisse gibt. So zeigen beispielsweise Wan und Chiou (2006a u. 2006b), die den Flow-Zustand von Jugendlichen auf der Grundlage von verschiedenen Indikatoren erfasst haben, dass der »flow« negativ mit einer Neigung zur Sucht verbunden war, der ermittelte Flow-Zustand von als süchtig definierten Spielern niedriger als der von nichtsüchtigen Spielern.

Zusammenfassend kann festgehalten werden, dass der bisherige Stand der Forschung kaum auf empirisch isolierte Eigenschaften von Onlinespielen verweist, von denen ein direktes suchtförderliches Potenzial ausgeht. Wölfling et al. (2015, S. 61 f.) resümieren, dass daher vor allem Erklärungsmodelle plausibel sind, die von einer Wechselwirkung zwischen dem Motivations- und Anreizpotenzial moderner Onlinespiele und bestimmten Personeneigenschaften (wie etwa Defizite in der Selbstregulation) als Entstehungsdynamik pathologischen Onlinespielens ausgehen.

Phänomenologie und Diagnostik 2.3

Es existieren Stimmen in der Diskussion, die Onlinespielsucht durch Suchtkriterien, die bezüglich stofflicher Sucht beobachtet werden, erklären. Aber auch die Analogie zur Glücksspielsucht wird gezogen (Kuss/Griffiths 2011; Seok/DaCosta 2012). Nach Wölfling et al. (2015) unterscheidet sich die Symptomatik der Sucht nach Onlinespielen nicht wesentlich von den Krankheitszeichen, wie sie beispielsweise von Young (1998) allgemein für die Internetsucht beschrieben und operationalisiert wurden. Zum Krankheitsbild gehören damit stets charakteristische Symptome eines Suchtverhaltens sowie deren negative Folgeerscheinungen.

Als Symptom wird die ausgesprochen hohe Nutzungszeit von Onlinespielsüchtigen in der Literatur (z. B. Blinka et al. 2015) benannt. In Analogie zu stoffgebundenen Suchterkrankungen werden extreme Exzesse beobachtet, im Rahmen derer Betroffene zum Teil mehr als 24 Stunden ohne Unterbrechung spielen (Beutel et al. 2011). Wölfling et al. (2015, S. 80) geben jedoch an, dass regelmäßige tägliche Internetnutzungszeiten zwischen 6 und 16 Stunden häufiger sind, je nachdem, ob die Spieler noch einer Tätigkeit wie der Schule oder Arbeit nachgehen oder nicht. Nicht selten füllen die Spielzeiten alle Freiräume aus, die nicht durch eine leistungsbezogene Tätigkeit und das Schlafbedürfnis eingenommen werden. Die Nutzungszeiten von Onlinespielsüchtigen werden in den vorliegenden empirischen Studien unterschiedlich beziffert. In der bereits im Rahmen der Prävalenzstudien zitierten Befragung der Neuntklässler (Rehbein et al. 2009, S. 15) werden Jugendliche ab 2,5 Stunden täglicher Spielzeit als Vielspieler, ab 4,5 Stunden täglicher Spielzeit als Exzessivspieler klassifiziert. In einer Studie von Wölfling et al. (2011b) zeigen die im Rahmen einer Allgemeinstichprobe identifizierten »suchtartigen Nutzer« einen Spielkonsum von 7,2 Stunden täglich am Wochenende. In einer klinischen Population von Wölfling et al. (2014), in der 78 % der untersuchten Internetsüchtigen primär nach Onlinespielen süchtig sind, liegt die durchschnittlich im Internet verbrachte Zeit bei 7,6 Stunden täglich. In der Medienberichterstattung werden als Folge von Nutzungsexzessen auch Tote angemahnt: So starben beispielsweise in Taiwan bereits mehrfach Spieler in Internetcafés nach lange andauernden »Marathonsitzungen« von Onlinespielen.

In den wissenschaftlichen Studien wird dargelegt, dass die Nutzungszeiten von Onlinespielen kein hinreichendes Kriterium für eine Suchtdiagnose darstellen. Die Diagnose wird hingegen aufgrund der Phänomenologie des Suchtverhaltens und der entsprechenden Folgeerscheinungen gestellt. In den USA wurde die »Internet gaming disorder« als Störungsbild zum ersten Mal im Jahr 2013 als Forschungsdiagnose in der Sektion 3 des DSM-5 übernommen (APA 2013). Damit wird das Störungsbild zwar nicht als formale Diagnose im Klassifikationssystem anerkannt, jedoch erstmals eindeutig im Rahmen eines Klassifikationssystems definiert. Diese Definition soll weitere Forschungsarbeiten in diesem Bereich in Zukunft vereinheitlichen und damit vergleichbar machen. In der Sektion 3 sind somit all diejenigen Störungsbilder enthalten, bei denen weitere Forschung erforderlich ist, bevor sie – nach bestätigender Prüfung – als eigenständige Störungsbilder in das DSM-5 eingeschlossen werden.

Für die »Internet gaming disorder« finden sich im DSM-5 detaillierte Diagnosekriterien, von denen mindestens fünf über eine Periode von zwölf Monaten erfüllt sein müssen, um die Diagnose zu stellen (Rehbein et al. 2010):

1. Gedankliche Vereinnahmung (im Sinne einer starken kognitiven Einengung auf das Problemverhalten, auch als »craving« bezeichnet): Der Spieler muss ständig an das Spielen denken – auch in Lebensphasen, in denen nicht gespielt wird (zum Beispiel in der Schule oder am Arbeitsplatz).
2. Entzugserscheinungen: Der Spieler erlebt psychische (keine physischen oder pharmakologischen) Entzugssymptome wie Gereiztheit, Unruhe, Traurigkeit, erhöhte Ängstlichkeit oder Konzentrationsprobleme, wenn nicht gespielt werden kann.
3. Toleranzentwicklung: Der Spieler verspürt im Laufe der Zeit das Bedürfnis, mehr und mehr Zeit mit Computerspielen zu verbringen.
4. Kontrollverlust: Dem Spieler gelingt es nicht, die Häufigkeit und Dauer des Spielens zu begrenzen und die Aufnahme und Beendigung des Spielens selbstbestimmt zu regulieren.
5. Fortsetzung trotz negativer Konsequenzen: Der Spieler setzt sein Spielverhalten fort, obwohl er weiß, dass dies nachteilige psychosoziale Auswirkungen auf ihn hat.
6. Erhaltensbezogene Vereinnahmung: Der Spieler verliert sein Interesse an vormals geschätzten Hobbies und Freizeitaktivitäten und interessiert sich nur noch für das Computerspielen.
7. Dysfunktionale Stressbewältigung: Der Spieler setzt das Computerspielen ein, um damit negative Gefühle zu regulieren oder Probleme zu vergessen.
8. Dissimulation: Der Spieler belügt Familienmitglieder, Therapeuten oder andere Personen über das tatsächliche Ausmaß seines Spielverhaltens.
9. Gefährdungen und Verluste: Der Spieler hat wegen seines Computerspielens wichtige Beziehungen, Karrierechancen oder seinen Arbeitsplatz riskiert oder verloren oder seinen Werdegang in anderer Weise gefährdet.

Wölfling et al. (2015, S. 86) machen deutlich, dass das zeitliche Kriterium von zwölf Monaten als konservativ zu werten ist und argumentieren mit den im Jahr 2009 von einem Expertengremium erstellten diagnostischen Kriterien des Fachverbands Medienabhängigkeit e. V. (FVM) (te Wildt/Rehbein 2010). Dieser Ansatz zeichnet sich dadurch aus, eine Diagnose mit differenziert primären und sekundären Kriterien bereits nach drei Monaten stellen zu können. Die primären Kriterien beziehen sich auf das eigentliche Suchtverhalten, bei den sekundären Kriterien wird neben der Unterscheidung in »soziale Konsequenzen« und »leistungsbezogene Konsequenzen« die Kategorie »körperliche Konsequenzen« eingeführt, die in vielen Operationalisierungen der Diagnostik von Internetsucht im Allgemeinen und Onlinespielsucht im Besonderen bislang keine explizite Berücksichtigung findet (Kasten).

Diagnostische Kriterien für Onlinespielsucht

A) Zeitkriterium: Persistenz der Symptomatik

Die Symptomatik der Computerspielabhängigkeit muss über einen Zeitraum von mindestens drei Monaten kontinuierlich bestanden haben.

B) Psychopathologische Kriterien der Symptomatik

B1) primäre Kriterien: Abhängigkeitsverhalten (mindestens vier Kriterien)

1. Einengung des Denkens und Verhaltens
2. Kontrollverlust
3. Toleranzentwicklung
4. Entzugserscheinungen
5. Dysfunktionale Regulation von Affekt oder Antrieb
6. Vermeidung realer Kontakte zugunsten virtueller Beziehungen
7. Fortsetzung des Spielens trotz bestehender oder drohender negativer Konsequenzen

B2) sekundäre Kriterien: negative Auswirkungen (mindestens ein Kriterium)

1. körperliche Konsequenzen in Körperpflege, Ernährung und Gesundheit
2. soziale Konsequenzen in Familie, Partnerschaft und Freizeit
3. leistungsbezogene Konsequenzen in Schule, Ausbildung, Arbeit, Haushalt

C) Ausschlusskriterium

Das pathologische Computerspielverhalten lässt sich nicht durch eine Manie oder Zwangserkrankung erklären. Um die Diagnose einer Medienabhängigkeit stellen zu können, müssen die Zeit- und Ausschlusskriterien (A und C) sowie mindestens vier der sieben primären Abhängigkeitskriterien und mindestens eines der drei sekundären Abhängigkeitskriterien erfüllt sein.

Quelle: te Wildt/Rehbein 2010

Neben den diagnostischen Kriterien im klinischen Zusammenhang werden auch im Zusammenhang mit der Onlinespielsucht psychometrische Skalen in Form von Selbstbeurteilungsinstrumenten vor allem dazu verwendet, den Ausprägungsgrad der Störung zu bestimmen. So nehmen Wölfling et al. (2015) auf eine im englischen Sprachraum etablierte Skala zur Erfassung pathologischer Computerspielnutzung durch Kinder und Jugendliche nach Gentile (2009) Bezug sowie auf das international gebräuchliche Instrument der »game addiction scale« (GAS), die für Adoleszenten entwickelt wurde und in einer kurzen (7 Items) und einer langen Version (21 Items) vorliegt.

Für den deutschsprachigen Raum wird zudem auf einen Fragebogen zum Computerspielverhalten (CSV) verwiesen. Unter dem allgemeinen Label werden unterschiedliche Varianten des Instruments zusammengefasst, die zielgruppenspezifisch entwickelt wurden. Ein erstes Diagnoseinstrument für Computerspielabhängigkeit von Kindern (CSVK) wurde von Grüsser et al. (2005) entwickelt, das in seiner Ursprungsform insgesamt sieben diagnosebezogene Items eines exzessiven Spieleverhaltens enthält. Der Fragebogen wurde von Wölfling et al. (2008) weiterentwickelt (CSVK-R, revidierte Version) und stellt eine Variante für Kinder und Frühadoleszente (Personenkreis bis zum 15. Lebensjahr) dar. Später wurde eine Variante für Spätadoleszente und Erwachsene (CSV-S) ergänzt, die für Personengruppen ab dem 16. Lebensjahr validiert ist (Wölfling et al. 2011).

Die für die KFN-Schülerbefragung 2007/2008 weiterentwickelte Computerspielabhängigkeitsskala (KFN-CSAS-II) erfasst insgesamt fünf Merkmale einer Abhängigkeit und lehnt sich damit eng an die bestehende Abhängigkeitsklassifikation des ICD-10 an (Rehbein et al. 2009, S. 20 f.). Erhoben werden hier die Dimensionen Einengung des Denkens und Verhaltens (4 Items), negative Konsequenzen (4 Items), Kontrollverlust (2 Items), Entzugserscheinungen (2 Items) und Toleranzentwicklung (2 Items).

Validierte und etablierte Skalen, mit denen die Sucht nach Onlinespielen bei Erwachsenen erfasst und operationalisiert werden kann, existieren bislang nicht in ausreichendem Maße. Mit der Skala zum Onlinesuchtverhalten (OSV-S) (Wölfling et al. 2010) existiert jedoch ein adaptiver Fragebogen zur Internet- und Computerspielsucht, der sowohl auf bevölkerungsrepräsentativer als auch klinischer Basis validiert wurde. Derzeit wird auch eine Kurzvariante des »Internet Addiction Test« (IAT) von Young (1998) zur Erfassung der Onlinespielabhängigkeit bei Erwachsenen entwickelt (Wölfling et al. 2015, S. 89).

Begleiterkrankungen

Zu den häufigsten Begleiterkrankungen der Onlinespielsucht zählen depressive Störungen. Onlinespielsüchtige leiden häufig unter einem geringen Selbstwertgefühl mit gedrückter Stimmung, Freudlosigkeit und Antriebslosigkeit in Bezug auf alle Tätigkeiten, die die konkret-reale Welt betreffen (te Wildt et al. 2007). Als zweithäufigste Ausprägung gelten Angststörungen, hier vor allem soziophobische Ängste, die sich auf eine generelle Selbstunsicherheit begründen (te Wildt et al. 2013). Als dritthäufigste komorbide Störung findet sich in den Analysen von Wölfling et al. (2015, S. 94) zufolge insbesondere bei Heranwachsenden die Aufmerksamkeitsdefizit-Hyperaktivitätsstörung (ADHS).

Gleichzeitig wird hier auf klinische Studien verwiesen, in denen keine Bezüge zu weiteren psychischen Erkrankung festgestellt werden konnten. Insbesondere bei jungen Patienten und bei Patienten, deren Suchtverhalten eine vergleichsweise milde Ausprägung aufweist, kann die Sucht nach Onlinespielen auch unabhängig von anderen psychischen Erkrankungen auftreten (Wölfling et al. 2015, S. 94).

Social-Network-Sucht 3.

Fallvignette Social-Network-Sucht

Soziodemografie

Vor dem Hintergrund eines aktuellen Streits mit seiner Lebensgefährtin stellte sich Herr D. in der Spezialambulanz einer Universitätsklinik vor. Als Hauptproblem schilderte der 29-Jährige die exzessive Nutzung des Internets, insbesondere seine Aktivitäten in Onlinedatingportalen und gängigen sozialen Netzen. Auslöser für den Vorstellungstermin war die Entdeckung des Verhaltens durch die Partnerin des Patienten und eine sich anschließende schwerwiegende Auseinandersetzung über eine drohende Trennung des Paares. Herr D. berichtete, dass er die Nutzung von sozialen Netzen nicht mehr unter Kontrolle habe. Herr D. ist unternehmerisch als Gärtner in einer aufstrebenden Biogärtnerei tätig und erlebt seinen Job als außerordentlich erfüllend. Er geht seiner Tätigkeit mit hohem Enthusiasmus nach und hat einen eigenen Verantwortungsbereich innerhalb des Betriebs. Trotz seines beruflichen Eifers erlebt Herr D. phasenweise eine hohe Belastung im Job. Zum Zeitpunkt der Erstvorstellung lebte Herr D. gemeinsam mit seiner Partnerin in einer Wohnung. Die Beziehung zu seiner Lebensgefährtin beschrieb der Patient als glücklich und erfüllend, ist jedoch durch den Vertrauensbruch aktuell extrem belastet.

Problemstellung/Diagnose

Im Gespräch berichtete der Patient über Symptome der gedanklichen Eingenommenheit und ein als übermächtig erlebtes Verlangen nach der Nutzung von sozialen Netzen mit einer Verschiebung hin zu Onlinedatingportalen. Die Gedanken kreisten ständig um die virtuellen Kontakte und mögliche Strategien, mehr und mehr Kontakte anzubahnen. Ebenfalls sprach Herr D. an, die Kontrolle über die Nutzung von Onlinedatingportalen bereits seit langer Zeit verloren zu haben. Schon seit sechs Jahren nutzt er Onlinedatingportale zur Kontaktaufnahme mit Frauen mitunter auch aus einem sexuellen Interesse. Dies führte bereits zu heftigen Konflikten in einer früheren Beziehung. Damals nutzte Herr D. das Internet, um sich mit den online angebahnten Kontakten nicht nur virtuell auszutauschen, sondern um diese auch offline zu treffen. Die damalige Freundin trennte sich aus diesem Grund von Herrn D. Mittlerweile treffe sich der Patient nicht mehr mit den Onlinekontakten, tausche jedoch online mit diesen u. a. erotische Inhalte aus. Neben der Verheimlichung der Nutzung von sozialen Netzen gefährdete Herr D. außerdem wichtige Sozialbeziehungen. Die Fortführung des problematischen Verhaltens nach bedeutenden negativen Konsequenzen, wie z. B. der vorangegangenen Trennung, deutet auf eine suchtartige Nutzung von sozialen Netzen, hier insbesondere Onlinedatingportalen, hin.

Begleiterkrankungen

Der Patient hatte zuvor keinen Kontakt zu Therapeuten. Im diagnostischen Erstgespräch waren keine weiteren psychischen Erkrankungen festzustellen.

Persönlichkeitsvariablen: Risiko- und Schutzfaktoren

Anhand des langjährigen, ausgeprägten Suchverhaltens nach Kontakten – trotz bestehender realweltlicher Paarbeziehung – ließ sich Selbstunsicherheit und ein geringes Selbstwertempfinden des Patienten im sozialen Raum erkennen. In seinen bisherigen Liebesbeziehungen konnte der Patient keine stabilen Bindungen entwickeln. Die Beziehung zu seinen Eltern beschrieb Herr D. als unsicher, weshalb er sich an diese nur im äußersten Notfall wandte.

Negative Faktoren durch den Konsum

Deutliche negative Folgen ließen sich in den Partnerschaftsmustern von Herrn D. erkennen. Es fiel ihm zunehmend schwer, seinen Partnerinnen treu zu bleiben. Das starke Verlangen, sich online mit anderen Frauen über erotische Inhalte auszutauschen, konnte vom Patienten nicht kontrolliert werden, was zu einer erhöhten Hilflosigkeit des Patienten führte.

Behandlungsempfehlung

Herrn D. wurde eine ambulante Gruppentherapie zur Behandlung der Internetsucht empfohlen. Der Inhalt der Therapie richtete sich vor allem an die suchtartige Nutzung von sozialen Netzwerken. Weiterhin sollte das Bedürfnis nach sozialer Bestätigung durch die Gruppentherapie aufgefangen werden. Der Patient sollte so lernen, reale und tiefgehende Kontakte zu anderen Personen aufzubauen. Trotz der eher schwerwiegenden Suchtproblematik wurde dem Patienten eine ambulante Therapie empfohlen, da Herr D. Rückhalt durch die Partnerschaft und den Beruf erhielt.

Weiterer Verlauf

In der Kontaktaufnahme zur Terminvereinbarung der Therapie zeigte sich der Patient zurückhaltend. Im Verlauf zeigte sich Herr D. ebenso ambivalent gegenüber einer Gruppentherapie. Dies begründete der Patient mit Hemmnissen, über längere Dauer abstinent von der Nutzung der Onlineportale zu bleiben. Im Folgenden wurde Herrn D. eine Wiedervorstellung bei einer Verschlimmerung der aktuellen Problematik angeboten.

Quelle: nach Wölfling et al. 2015, S. 103 ff.

Einordnung 3.1

In den vergangenen Jahren sind Plattformen im Web entstanden, die Nutzer dabei unterstützen, ihr soziales Netz zu pflegen bzw. aufzubauen. Diese Webplattformen werden heute als »soziale Netze« oder »soziale Netzwerke« (»social networks«) bezeichnet, obwohl diese Bezeichnung etwas ungenau das technische Mittel mit seiner intendierten Funktion gleichsetzt. Einige dieser sozialen Netze verbinden Menschen mit ähnlichen Interessen oder Vorlieben, während andere im Wesentlichen die Bekanntenkreise der realen Sphäre nachbilden. In neueren Anwendungen werden verstärkt mobile Technologien, Anwendungen und Dienstleistungen integriert. Durch die Nutzung von Ortungstechnologien wie GPS können sich die Mitglieder »moderner« sozialer Netze damit auch zu jeder Zeit orten lassen bzw. interessante Menschen, Sehenswürdigkeiten, Geschäfte, Institutionen etc. in ihrer Nähe vermitteln (Hilty et al. 2012, S. 144).

Im Gegensatz zur Onlinespielsucht ist die Sucht nach sozialen Netzen (Social-Network-Sucht) bislang wenig erforscht. Wölfling et al. (2015, S. 102 f.)

führen verschiedene jüngere Studien an, in denen die Sucht nach sozialen Netzen als eigenständige Variante der Internetsucht hervorgehoben wird: So sehen Kuss und Griffith (2011) die Nutzung sozialer Netze aufgrund der stark steigenden Nutzungsdauer per se als eine Tätigkeit mit Suchtpotenzial. Karaiskos et al. (2010) setzen die Social-Network-Sucht mit anderen Formen der Internetsucht gleich und identifizieren bei den Süchtigen die gleichen Symptome, die auch bei stoffgebundenen und anderen stoffungebundenen Süchten auftreten. Dies entspricht auch den Vorstellungen von Block (2008), der bereits 2008 vorschlug, neben der Sucht nach Onlinespielen und Onlinesex die Social-Network-Sucht als eine distinkte dritte Variante zu verstehen.

Wie im ganzen Spektrum der Mediensucht werden auch im Zusammenhang mit Social-Network-Sucht verschiedene Begriffe genutzt: Hierzu zählen beispielsweise auch angebotsspezifische Begriffe wie Twitter-Tweet-Sucht, WhatsApp-Sucht oder Facebooksucht (Zaremohzzabieh et al. 2014). Im englischsprachigen Bereich werden zudem Begriffe wie »social networking addiction«, »compulsive social networking«, »problematic social networking«, »instant messaging addiction« oder »Facebook addiction« verwendet.

Wölfling et al. (2015, S. 102) führen an, dass die Forschungstätigkeit in vier Kategorien eingeteilt werden kann: In Studien zum Selbstverständnis der Social-Network-Sucht; Studien, in denen sich auf ein spezifisches Messinstrument bezogen wird; Studien, in denen der Zusammenhang zwischen Social-Network-Sucht und interpersonellen Beziehungen untersucht wird; Studien, in denen der Zusammenhang zwischen Social-Network-Sucht und anderen Onlinesüchten untersucht wird. Dabei wird auch auf die steigende Zahl an Onlinespielen hingewiesen, die innerhalb der sozialen Netze platziert werden, um Nutzer an sich zu binden, womit einige der Social-Network-Süchtigen auch unter die Onlinespielesüchtigen gezählt werden können. Umgekehrt merkt te Wildt (2015) an, dass diejenigen Onlinespiele, die besonders süchtig machen, selbst den Charakter eines sozialen Netzes haben und dass die sozialinteraktive Dimension überhaupt erst die Attraktivität des Internets ausmache; insofern sei zu vermuten, dass die Social-Network-Sucht und die generelle Internetsucht nahe beieinander liegen.

Wölfling et al. (2015, S. 133) zeigen verschiedene Persönlichkeitsvariablen sowie Risiko- und Schutzfaktoren mit Relevanz für Social-Network-Sucht auf. Zu den Risikofaktoren zählen demnach vor allem Neurotizismus und – insbesondere bei jüngeren Teilnehmern – Extraversion, soziale Isolation, Einsamkeit und soziale Ängstlichkeit. Zu den Schutzfaktoren zählt vor allem emotionale Stabilität. Allerdings wird gleichzeitig auf bestehende Unsicherheiten in dem jungen Forschungsgebiet hingewiesen und verdeutlicht, dass die Befunde zur Rolle von Einsamkeit nicht unbesehen auf ältere Menschen übertragen werden können: Bei einer niederländischen Studie mit 626 Bürgern über 60 Jahre konnte beispielsweise kein signifikanter Zusammenhang zwischen Einsamkeit und der Nutzung von sozialen Netzen in dieser Altersgruppe identifiziert werden (Aarts et al. 2015).

In einigen wissenschaftlichen Studien wird ein grundlegender Wertewandel in der Gesellschaft beschrieben und es wird vermutet, dass heutige Personen in einem ähnlichen Alter sehr viel narzisstischer und selbsteingenommener sind als die älteren Generationen, was sie für die personenzentrierten sozialen Netze aufgrund der Notwendigkeit der virtuellen Selbstdarstellung in Form von Profilen, Statusmeldungen, Blogpost, Fotos etc. empfänglich macht (La Barbera/Valsavoia 2009).

Im Vordergrund der identifizierten negativen Effekte hinsichtlich des übermäßigen Besuchs von sozialen Netzen steht die Abnahme von lebensweltlicher, sozialgesellschaftlicher Kommunikation und Teilhabe. In einzelnen Studien wird darauf verwiesen, dass Nutzer von sozialen Netzen schlechtere Noten haben und in Selbstanalyse feststellen, dass die Nutzung sozialer Netze einen negativen Einfluss auf ihr Zeitmanagement hat (zu erledigende Aufgaben werden aufgeschoben, es entstehen Konzentrationsschwächen). Aber auch auf romantische Beziehungen können soziale Netze negativen Einfluss ausüben und folglich etwa zu Cyberstalking, Eifersucht, juristischen Auseinandersetzungen, Scheidungen etc. führen (Kuss/Griffiths 2011). Die Untersuchungen von Zaremohzzabieh et al. (2014) zeigen drei problematische Entwicklungen hinsichtlich der Nutzung von sozialen Netzen: Den Zwang, sein Netzwerkprofil zu besuchen, in einer hohen Frequenz das soziale Netz wieder zu besuchen und durch die Nutzung von sozialen Netzen realen Verbindlichkeiten der Lebenswelt zu entkommen. Gerade wenn zunächst ohne bestimmten Anlass im Internet agiert wird, konnte festgestellt werden, dass in diesem Zusammenhang soziale Netze im Internet besonders oft besucht wurden (La Barbera/Valsavoia 2009).

Andererseits kann aber auch eine gegenteilige Beobachtung gemacht werden. So bieten soziale Netze gerade für introvertierte Personen eine gute Möglichkeit, sich in einem wünschbaren sozialen Licht zu präsentieren (La Barbera/Valsavoia 2009). Diese Nutzer interagieren oft geringer mit ihrer lebensweltlichen Umgebung und präsentieren sich in den sozialen Netzen in einer gewünschten Form, lassen dabei negative persönliche Eigenschaften aus ihrer Profilbeschreibung weg, um sich gesellschaftliche und soziale Anerkennung im sozialen Netz zu suchen. Diese Personengruppe tendiert ebenfalls öfter zum suchtartigen Verhalten (Kuss/Griffiths 2011).

Prävalenzen ausgewählter Studien

Aufgrund der verschiedenen Begriffsdefinitionen und wissenschaftlichen Untersuchungsansätze zum Verständnis von Social-Network-Sucht werden in den vorliegenden wissenschaftlichen Studien unterschiedliche Prävalenzraten von Social-Network-Sucht genannt.

Den Erkenntnissen von Bischof et al. zufolge zeigen die erhobenen Daten, dass neben den Computerspielen auch soziale Netzwerke und weitere Anwendungen zu einer Abhängigkeit führen können. Demnach geben von der Gruppe der Abhängigen 36,6 % an, dass ihre Hauptaktivität in Onlinespielen bestand, 36,6 % geben soziale Netzwerke und 26,8 % andere Internetanwendungen an. Zwischen diesen drei Gruppen zeigen sich kaum Unterschiede, auch hinsichtlich der Beeinträchtigungen der Lebensbewältigung und Abhängigkeitsmerkmale. Die höchste Nutzungsdauer zeigen allerdings die Onlinespieler. Frauen – insbesondere jüngere Frauen – sind deutlich häufiger von der Abhängigkeit von sozialen Netzwerken betroffen (Bischof et al. 2013, S. 7).

Hormes et al. (2014) schrieben Testverfahren, die sonst zur Identifizierung der Alkoholsucht dienen, auf die Social-Network-Sucht um und verwendeten den Fragebogen von Young (1998) in einer Stichprobe bei 253 Studenten. Obwohl der Fragebogen von Young (1998) kein süchtiges Verhalten hinsichtlich der Internetnutzung nahelegte, wurde dennoch auf Basis der anderen Testverfahren eine Prävalenz von 9,7 % bezüglich Social-Network-Sucht festgestellt.

Dreier et al. (2013a) geben in ihrer Studie über das Internetsuchtverhalten von 13.284 europäischen Jugendlichen im Alter von 14 bis 17 Jahren zudem an, dass die Nutzung von sozialen Netzen – neben Glücks- und Onlinespielen – eng mit einem dysfunktionalen Internetverhalten (»dysfunctional Internet behaviour« [DIB]) verknüpft ist. Die Ergebnisse der empirischen Erhebung zeigen, dass 39,4 % der befragten Jugendlichen mindestens zwei Stunden eines Schultags für soziale Netze verwenden, eine tägliche Nutzung von sozialen Netzen über mehr als zwei Stunden dabei mit DIB, und damit keinem funktionalen Verhalten, assoziiert wird. Insgesamt nutzen den Studienergebnissen zufolge mehr Mädchen als Jungen soziale Netze. Hinzu kommt, dass Jugendliche, die angeben, mehr als 500 Onlinefreunde zu haben, ein erhöhtes Risiko für DIB haben (Dreier et al. 2013a, S. 7).

Im Zusammenhang mit etwaigen geschlechtsspezifischen Gefährdungspotenzialen liegen keine eindeutigen wissenschaftlichen Ergebnisse vor. In einzelnen Studien wurde festgestellt, dass männliche Nutzer einen risikoreicheren Umgang hinsichtlich der Privatsphäre und der Vernetzung mit fremden Personen pflegen (La Barbera/Valsavoia 2009). Darüber hinaus wurde darauf verwiesen, dass Jugendliche und Mädchen bzw. Frauen besonders gefährdete Nutzergruppen repräsentieren (de Cock et al. 2014; La Barbera/Valsavoia 2009). Insgesamt wird vermutet, dass die Social-Network-Sucht eher ein Thema junger Menschen ist. So nutzen zwar zunehmend ältere Menschen soziale Netze, aber verbringen in ihnen nicht die gleiche Zeit wie junge Menschen (Kuss/Griffiths 2011).

Attraktivitätspotenzial 3.2

Soziale Netze im Internet sind ein relativ neues Phänomen. Das erste soziale Netz im Internet (»SixDegrees«) wurde 1997 ins Leben gerufen und basierte auf dem Gedanken, dass alle Menschen in Bekanntschaftsbeziehungen stehen (Kuss/Griffiths 2011). Es gibt breit angelegte soziale Netze wie Facebook oder MySpace, aber auch solche für spezifische private oder berufliche Interessen. Mittlerweile gibt es nahezu für jede Alters-, Religions-, Berufs- oder Personengruppe soziale Netze, für Studierende oder Schüler, für die Kleinkindererziehung oder für ältere Personen, für Jäger oder Hundebesitzer. Bis 2007 war MySpace das teilnehmerstärkste soziale Netz, wurde dann aber durch das im Jahr 2004 gegründete und im Jahr 2006 für die internationale Öffentlichkeit freigegebene Facebook überholt. Bis heute ist Facebook mit mehr als 1 Mrd. Mitgliedern das größte soziale Netz im Internet, obgleich eine große Zahl von anderen sozialen Netzen für viele verschiedene Interessengruppen und Altersstufen existiert (La Barbera/Valsavoia 2009; Kuss/Griffiths 2011; Zaremohzzabieh et al. 2014; Hormes et al. 2014).

Wölfling et al. (2015, S. 62 f.) stellen die Motive zur Nutzung sozialer Netze heraus. Demnach sind die Nutzungsmotive weitgehend von sozialen Bedürfnissen bestimmt. Hierzu zählt das fundamentale menschliche Bedürfnis nach Zugehörigkeit (»need to belong«, Baumeister/Leary 1995). Andere Nutzungsmotive bestehen in der Identitätsdarstellung (die ihrerseits wieder eine Funktion im Rahmen der Anbahnung und Aufrechterhaltung von Beziehungen haben kann) sowie in der Reduktion von Einsamkeit. Demzufolge werden – je nach Ausrichtung des besuchten sozialen Netzes – Beziehungen zu (ehemaligen) Freunden, Nachbarn, Gleichgesinnten, Kollegen oder Verwandten wieder aufgenommen und gepflegt, es findet ein (multimedialer) Austausch statt, es wird beobachtet, im Rahmen von »Likes« kommentiert und gewertet, es werden Statusinformationen gesammelt bzw. getauscht.

Als wesentliches Attraktivitätspotenzial sozialer Netze gilt die Möglichkeit (und Notwendigkeit) der Selbstoffenbarung. So kann konstatiert werden, dass die Selbstdarstellung in sozialen Netzen generell ein Mittel ist, Personen mit ähnlichen Interessen zu finden und Gruppen zu bilden. Gerade darin liegt auch eine Chance für die Ausübung von Grundrechten. Die zunehmend verfügbaren Ortungsfunktionen in den sozialen Netzen können das Potenzial zur Bildung von Interessengemeinschaften und anderen sozialen Gruppen noch vergrößern, weil sie das virtuelle Umfeld wieder mit dem geografischen zur Deckung bringen (Hilty et al. 2012, S. 195).

Ein wichtiges Medium der Selbstdarstellung in sozialen Netzen sind Fotos. Vor allem der Wahl des Profilbilds kommt den Ergebnissen des FEMtech-Projekts »imaGE 2.0« zufolge eine große Bedeutung zu. »imaGE 2.0« beschäftigt sich explizit mit der Selbstdarstellung von Mädchen und Jungen im Internet (und hier vor allem in sozialen Netzen). Schließlich sind die Fotos in den meisten sozialen Netzen öffentlich einsehbar und für Jugendliche damit das »Tor zur Welt«. Entsprechend sorgfältig werden die Profilbilder ausgewählt und bewusst inszeniert. Auf ihnen zeigen sich die Jugendlichen so, wie sie gerne von anderen gesehen werden möchten. Frisur, Kleidung, Pose etc. geben Auskunft über Lebensstil und Gruppenzugehörigkeit. Die Entscheidung für das »richtige« Foto wird daher auch immer von den innerhalb der jeweiligen Altersgruppe vorgegebenen Rollenbildern bestimmt, oft strotzen sie – laut den Ergebnissen des FEMtech-Projekts – nur so vor traditionellen Geschlechterklischees, z.B. wenn männliche Jugendliche ihre Stärke mit Trainingsfotos oder Mädchen ihre Schönheit durch anzügliche Posen demonstrieren (Knoll 2013, S. 34 ff.).

Die eigene Selbstdarstellung in den sozialen Netzen ist dabei immer auch eine Suche nach Bestätigung der Identität durch andere. Positive Reaktionen, etwa durch Kommentare oder »Likes« auf die eigenen Postings, dienen als Gradmesser für die eigene Beliebtheit und tragen zum Selbstbewusstsein bei. Wer viel Bestätigung erhält, fühlt sich in aller Regel besser als andere. Das kann zu einem regelrechten »Konkurrenzkampf« im Freundeskreis um die meisten »Likes« im Netz führen. Inhalte, die nicht so gut ankommen wie erhofft, werden ggf. wieder gelöscht und durch bessere ersetzt. Systematisches Ignorieren und Ausschließen in sozialen Netzen ist auch eine Form von Cybermobbing. Postings, die kaum Bestätigung erhalten, setzen die Jugendlichen stark unter Druck (Knoll 2013, S. 29 ff.).

Wölfling et al. (2015, S. 64) führen den Zusammenhang zwischen Onlineselbstdarstellung, Wohlbefinden und Lebenszufriedenheit der Nutzer weiter aus: Während eine positive Selbstdarstellung (bei der besonders wünschenswerte Aspekte des Selbsts hervorgehoben werden) auf sozialen Netzwerkseiten mit dem gesteigerten Wohlbefinden der Nutzer einhergeht, steht eine ehrliche Selbstdarstellung (bei der sowohl positive als auch negative Aspekte der Person gezeigt werden) nur dann mit einem gesteigerten Wohlbefinden in Verbindung, wenn Nutzer sich von ihren Onlinepeers unterstützt fühlen.

In ähnlicher Weise zeigen Lee et al. (2013), dass das Wohlbefinden von einsamen Personen durch die Nutzung von sozialen Netzwerkseiten gesteigert werden kann. Die Anonymität und Unverbindlichkeit sozialer Netze kann es einsamen Personen erleichtern, sich zu offenbaren. Dies führt wiederum zu erhöhter sozialer Unterstützung, welche dann das Wohlbefinden erhöht. Wölfling et al. (2015, S. 65 f.) weisen zudem auf einen grundsätzlichen Dissens in der Forschung hin: Während ein Forschungsstrang postuliert, dass eine häufige Nutzung von Onlinemedien mit Einbußen sozialer Beziehungen in der konkret-realen Welt einhergeht, etablierte sich auch die optimistischere Annahme, dass Nutzer computervermittelte Kommunikation sehr wohl zum Aufbau von Beziehungen und als Ergänzung zu ihrer Offlinebeziehungspflege nutzen können – dabei können diese Funktionen zusätzlich zum Wohlbefinden der User beitragen. Bisher gibt es keine eindeutigen Antworten, welche der einen oder der anderen Argumentation überlegene Gültigkeit zuschreiben könnten.

Phänomenologie und Diagnostik 3.3

Wölfling et al. (2015, S. 106 f.) fassen die Phänomenologie und Diagnostik im Zusammenhang mit der Social-Network-Sucht zusammen. Hierbei wird auf drei übergreifende theoretische Sichtweisen nach Turel/Serenko (2012) Bezug genommen:

› Gemäß einem kognitiv-behavioralen Modell resultiert eine »abnorme« Nutzung sozialer Netze aus maladaptiven Kognitionen und wird durch verschiedene Umgebungsfaktoren verstärkt. Zaremohzzabieh et al. (2014) arbeiteten drei wesentliche Faktoren heraus, die eine entsprechende Suchtentwicklung anzeigen: zwanghaftes Besuchen von Social-Network-Seiten, eine hohe Verwendungsfrequenz und die Social-Network-Nutzung, um Verantwortlichkeiten in der realen Welt zu vermeiden.
› Im Sinne eines Social-Skill-Modells ergibt sich die »abnorme« Social-Network-Nutzung aus verminderten Selbstdarstellungsfähigkeiten, sodass reale zwischenmenschliche Beziehungen zugunsten der virtuellen Scheinbeziehungen vermieden werden. Zulasten von unmittelbaren Begegnungen und Kommunikationsweisen werden virtuelle Kommunikationsformen bevorzugt, nicht zuletzt weil sie mehr Kontrolle über das Dargestellte und damit auch auf die Beziehung zum Gegenüber erlauben.
› Das soziokognitive Modell stellt die Kombination aus internetbezogener Selbstwirksamkeitserwartung, Erwartung eines positiven Ergebnisses und Problemen bei der Selbstregulation der Internetnutzung in den Vordergrund.

Wölfling et al. (2015, S. 107) zeigen weiterhin auf, dass Social-Network-Sucht auch vor dem Hintergrund einer dysfunktionalen Affektregulation gesehen werden sollte. So sind nach Xu/Tan (2012) Social-Network-Süchtige arm an realweltlichen Beziehungen, sie erzielen in den sozialen Netzen jedoch eine kontinuierliche Verstärkung, was wiederum zur Verstärkung des (süchtigen) Verhaltens führt. Durch die negativen Konsequenzen in der realen Welt verstärkt sich somit der Drang nach einer kompensatorischen Aktivität in den sozialen Netzen. Hier deutet sich der für eine Suchterkrankung zirkuläre Verlauf an, im Rahmen dessen sich das Suchtverhalten einerseits und die negativen Konsequenzen andererseits gegenseitig verstärken.

Bislang gibt es keine spezifischen diagnostischen Kriterien für Social-Network-Sucht, sodass auf die allgemeinen Kriterien für Internetsucht zurückgegriffen werden muss, wie sie von Young (1998) formuliert wurden. Hilfreich bei der Diagnostik und der weiteren Erforschung können – so Wölfling et al. (2015) – bereits einige psychometrische Instrumente sein. Hierzu zählt für Social-Network-Sucht allgemein etwa die modifizierte Version der »generalized problematic Internet use scale 2« (GPIUS 2).

Begleiterkrankungen

Wölfling et al. (2015, S. 114 ff.) konstatieren, dass bislang keine Untersuchungen vorliegen, die Aufschluss über andere psychische Erkrankungen geben, die eine Social-Network-Sucht typischerweise begleiten (können). Hinweise gibt es für einen Zusammenhang zwischen Social-Network-Sucht und depressiven Störungen, vermutet werden weiterhin Begleiterkrankungen wie soziale Ängste bzw. soziale Phobien.

Onlinesexsucht 4.

Fallvignette Onlinesexsucht

Soziodemografie

Der männliche Patient im Alter von 42 Jahren stellte sich in Begleitung seiner Ehefrau in einer ambulanten Behandlungseinrichtung vor. Als Vorstellungsanlass gab er wiederholte massive Konflikte mit seiner Ehefrau an, welche sich auf die Nutzung pornografischer Internetseiten zurückführen ließen. Nach einer ersten Ehekrise vor etwa anderthalb Jahren, nachdem seine Ehefrau auf seinem Laptop Ordner mit pornografischem Bild- und Videomaterial gefunden hatte, fielen dieser vor etwa einem Monat im Browserverlauf erneut Webadressen von Pornografieportalen auf.

Der Patient führt seit sechs Jahren eine Ehe und lebt gemeinsam mit seiner Gattin und den gemeinsamen zwei Söhnen im Alter von zwei und sechs Jahren in einer Eigentumswohnung in einer Vorstadt. Die finanzielle Situation der Familie ist über zwei Einkommen gesichert. Nach seinem Realschulabschluss absolvierte der Patient eine Ausbildung zum Finanzwirt und bekleidet eine mittlere Führungsposition in einem mittelständischen Unternehmen.

Problemstellung/Diagnose

Zu seiner Vorgeschichte gab der Patient an, bereits seit seiner Jugendzeit regelmäßig pornografische Inhalte (damals in Form von Zeitschriften) zu konsumieren. Besonders intensiv stellte sich der Konsum während seiner als sehr beanspruchend erlebten Ausbildungszeit dar und verlagerte sich hierdurch zunehmend auf Internetpornografie (Konsum zu Zwecken der Emotionsregulation). Nachdem er seine heutige Ehefrau kennengelernt hatte, war sein Interesse an Pornografieerzeugnissen zunächst spürbar zurückgegangen, bis nach der Geburt des zweiten Sohnes vor etwa zwei Jahren sich erneut das starke Verlangen nach dem Konsum zeigte.

Der Patient konnte den Konsum lange verheimlichen, da er nur über das eigene Smartphone auf entsprechende Inhalte zugriff (Täuschung wichtiger Bezugspersonen). In der Folge trat das Konsumverhalten zunehmend häufiger auf (letztendlich mehrmals täglich) und erweiterte sich sukzessive, sodass er schließlich – zumeist nachts – auch über den heimischen Laptop und schließlich auch während der Arbeitszeit über den Büro-PC pornografische Seiten aufrief (Toleranzentwicklung). Neben wiederkehrenden und bedrängenden Gedanken, verbunden mit dem unmittelbaren Verlangen, auf Internetpornografie zugreifen zu müssen (gedankliche Eingenommenheit und »craving«), erlebte er auch den Drang, entsprechendes Material auf Datenträgern abzuspeichern, sodass im Laufe der Zeit eine unüberschaubare Menge an Bildern und Videos zusammenkam, welche er gar nicht konsumieren könne. Der Patient versuchte mehrfach, das Konsumverhalten aus eigenem Antrieb einzuschränken, jedoch ohne mittelfristigen Erfolg (Kontrollverlust). Auch nachdem seine Ehefrau davon erfuhr und ihr Vertrauen dahingehend erschütterte, kam es nur kurzzeitig zu einer Abstinenz, bevor das alte Verhalten wieder auftrat (Fortführung des Konsums trotz negativer Konsequenzen).

Der Patient erfüllte somit die Kriterien für eine suchtartige Nutzung des Internets in Bezug auf Onlinepornografieangebote (Onlinesexsucht).

Begleiterkrankungen

Neben den diagnostischen Kriterien für eine Internetsucht bezüglich pornografischer Inhalte waren beim Patienten keine Anzeichen weiterer bestehender Erkrankungen feststellbar. Aufgrund der aktuellen krisenhaften Situation im familiären Bereich, ausgelöst durch die erneute Aufdeckung des Pornografiekonsums, war allerdings von einer akuten Belastungsreaktion (ICD-10: F43.0) in Kombination mit einer leichten depressiven Episode (ICD-10: F32.0) auszugehen.

Persönlichkeitsvariablen: Risiko- und Schutzfaktoren

Lebensgeschichtlich war von einer frühen Prägung des Patienten auf die Wirkung des Konsums pornografischer Materialien auszugehen, der in der Folge von dysfunktionalen Lernprozessen mit einer erfolgreichen Verminderung negativer Gefühlszustände und Stressreaktionen assoziiert wurde. Auf der Persönlichkeitsebene fanden sich beim Patienten Anzeichen für eine erhöhte Stressanfälligkeit, einer Prädisposition für negative Gefühlslagen sowie ein negatives Selbstbild (erhöhter Neurotizismus). Daneben war von einer ausgeprägten sozialen Gehemmtheit und sozialen Distanziertheit (verminderte Extraversion) auszugehen, welche sich auch dahingehend ausdrückte, dass der Patient nur über wenige eigene Sozialkontakte verfügte.

Als Resilienzfaktor erwies sich die Einbettung in ein funktionierendes psychosoziales Umfeld, insbesondere auf das ansonsten harmonische Familienleben sowie die erfolgreiche berufliche Einbindung.

Negative Folgen durch den Konsum (inklusive körperlicher, sozialer und leistungsbezogener Konsequenzen)

In erster Linie ergaben sich für den Patienten negative Folgeerscheinungen durch den wiederholten Vertrauensbruch gegenüber seiner Ehefrau, welcher die zuvor harmonische Beziehung nachhaltig gefährdete. Bereits zuvor war es im Zusammenhang mit dem suchtartigen Pornografiekonsum zu einer deutlichen Abnahme intimer Kontakte mit der Ehefrau gekommen, was beide Partner zunehmend als Belastung empfanden. Daneben war die jahrelange Verheimlichung des Konsums mit starken stressbedingten Belastungserscheinungen (u.a. Angst, Schuld- und Schamgefühle) für den Patienten verbunden. Durch die starke gedankliche Eingenommenheit vom Konsum sowie die Verkürzung des Nachtschlafs berichtete der Patient zudem von bisweilen deutlich auffälligen Konzentrations- und Aufmerksamkeitsproblemen sowie einer ausgeprägten Tagesmüdigkeit und Erschöpfungszuständen.

Behandlungsempfehlung

Vor dem Hintergrund der hohen Behandlungsmotivation des Patienten sowie der zuvor in Teilen erfolgreichen Abstinenzbemühungen und des stützenden familiären und beruflichen Hintergrunds wurde zu einer spezialisierten ambulanten Behandlung der Internetsucht geraten, welcher der Patient vorbehaltlos zustimmte. Unabhängig davon wurde mit dem Patienten vereinbart, die aktuell begonnene Abstinenz von Onlinepornografieangeboten weiterzuführen, sowie – in der ersten Zeit – das internetfähige Smartphone gegen ein älteres Modell zu tauschen. Eine Entfernung des pornografischen Materials von diversen Festplatten war bereits vor der Konsultation durch den Patienten erfolgt.

Weiterer Verlauf

Nach einer initialen Gehemmtheit des Patienten, auf Einzelheiten des für ihn schambesetzten Themas Onlinepornografie einzugehen, gelang es ihm relativ rasch, sich vertieft mit dem Konsumverhalten, möglichen Auslösern und aufrechterhaltenden Bedingungen auseinanderzusetzen. Neben der Bearbeitung der aktuellen Problematik erfolgte zudem im Rahmen von mehreren Angehörigengesprächen eine Förderung der Kommunikation zwischen den Ehepartnern. Vor dem Hintergrund des erlittenen Vertrauensverlusts wurde den Eheleuten empfohlen, zusätzlich eine Paartherapie in Anspruch zu nehmen. Über den gesamten ambulanten Therapieprozess gelang es dem Patienten, die Abstinenz fortzuführen, wobei insbesondere zu Behandlungsbeginn in Phasen akuter beruflicher oder familiärer Belastung ein Wiederauftreten des Verlangens nach dem Konsum zu verzeichnen war. Über die Vermittlung von Selbstregulationsstrategien sowie funktionalen Stressbewältigungsmaßnahmen konnte jedoch ein Rückfall vermieden werden.

Quelle: nach Wölfling et al. 2015, S. 119 ff.

Einordnung 4.1

Sexsucht ist ein schon lange bekanntes Phänomen, dessen Auftreten sich bis in biblische Schriften zurückverfolgen lässt. Bekannte Bezeichnungen des Phänomens untermauern ebenfalls seine Historizität, so wird süchtiges sexuelles Verhalten bei Frauen als Nymphomanie und bei Männern als Satyrasis bezeichnet. Dennoch hat es bis 1983 gedauert, bis Sexsucht als medizinisches Konzept von Sucht durch Patrik Carnes entwickelt wurde (Riemersma/Sytsma 2013).

Die Onlinesexsucht ist – aufgrund der beteiligten neuen elektronischen Medien – jüngeren Datums. Onlinesexsucht wird auch als Internet- oder Cybersexsucht oder als exzessiver oder zwanghafter Pornografiekonsum bezeichnet. Die Begriffe werden insgesamt undifferenziert und heterogen verwendet. In einem weiten Verständnis beinhaltet das Phänomen der Onlinesexsucht sowohl die exzessive Nutzung direkter computervermittelter Interaktionen zur sexuellen Erregung und Befriedigung als auch die problematischen Nutzungsweisen von Onlineerotika und -pornografie (Döring 2004).

Wölfling et al. (2015, S. 123 f.) führen die Arbeiten von Griffiths (2004) an, nach denen die sofortige Verfügbarkeit von Onlinepornografieangeboten oder Sexchatseiten für Erwachsene die Entwicklung eines abnormalen, zwanghaften sexuellen Verhaltens begünstigt. Es werden verschiedene Formen des Nutzungsverhaltens angenommen (Griffiths 2004):

- Suche nach und Kauf oder Verkauf von sexuell bezogenen Materialien/Waren für die weitere sexuell bezogene Offlinenutzung;
- Besuch oder Kauf von Waren in virtuellen Sexshops;
- Suche nach pornografischem Material zur Vorlage für die Masturbation im Rahmen der Onlinesexnutzung:
- Suche nach Sextherapeuten;
- Suche nach Sexpartnern für dauerhafte Beziehungen;
- Suche nach Sexpartnern für eine vorübergehende Beziehung (d. h. Begleitservice, Prostituierte, Swinger) online über z. B. Begleitagenturen;
- Suche nach Menschen, die dann Opfer von internetbezogener Kriminalität (sexuelle Belästigung, Cyberstalking, pädophil motivierte Kontaktaufnahme mit Kindern, sogenanntes »grooming«) werden;
- Aufnahme und Pflege von Onlinebeziehungen über E-Mail und/oder Chatrooms;
- Das Erkunden von Geschlechts- und Identitätsrollen durch Geschlechterwechsel oder Erfinden von Onlinepersönlichkeiten und Ausprobieren von Beziehungen mit ihnen (im Sinne von Cybersexualität);
- Manipulation von digitalen Bildern zu Unterhaltungszwecken (z. B. Bilder, die Köpfe von Prominenten auf nackten Körpern von anderen Personen zeigen).

Onlinesex kann – so einige Stimmen in der Diskussion – mit den neurobiologischen Effekten von Kokain verglichen werden (Sunderwirth et al. 1996). Darüber hinaus besteht die Gefahr, dass die immense Masse und die Varianz des online verfügbaren sexuellen Inhalts auch schnell zur Entdeckung neuer Vorlieben im Kontext von Anonymität und Entpersonalisierung (bis hin zur Entmenschlichung) führen können. Nicht zuletzt ist die sexualisierte Gesellschaft Auslöser für die Etablierung verschiedener Onlinesexphänomene, die aus Sicht mancher Experten schon fast den »Normalzustand« darstellen und durch die Wissenschaft wenig problematisiert werden. Diese drei Aspekte (Gefahr der Chronizität, großes Angebot, sexualisierte Gesellschaft) zusammen können laut Riemersma und Sytsma (2013) einen »perfect storm« ergeben, sich also gegenseitig in ihrer Wirkung verstärken, sodass es zu einem beschleunigten Prozess hin zur Sucht kommen kann.

Onlinesexsucht korreliert dabei – neben den Gründen für Sexsucht – auch noch mit weiteren Auslösern, die sich zumeist aus dem Umstand ihrer technischen Implementierung ergeben. Der problemlose Zugriff auf sexuelle Inhalte im Internet zieht eine besondere Qualität der Sexsucht nach sich, vergrößert aber auch die potenzielle Zahl an Personen mit süchtigem Verhalten. In dieser Hinsicht muss konstatiert werden, dass auch Kinder und Jugendliche – bezüglich Onlinesexsucht – gefährdeter sind (Riemersma/Sytsma 2013; Young 2008). Darüber hinaus ist Onlinesexsucht für jedes Geschlecht und jede sexuelle Orientierung in ihren Folgen gleichermaßen problematisch (Green et al. 2012).

Die negativen Folgen von Onlinesexsucht sind bislang nicht umfassend erforscht. Wölfling et al. (2015) stellen Ergebnisse qualitativer und quantitativer Studien vor, die andeuten, dass bei der Diagnosestellung einer Internetsucht mit dem Schwerpunkt Onlinesexsucht davon ausgegangen werden kann, dass vor allem die negativen sozialen Konsequenzen (im beruflichen, sozialen und/oder Freizeitbereich) – und weniger die kognitiven und psychischen Einschränkungen – dazu beitragen. Die aufgearbeiteten empirischen Erkenntnisse zeigen zudem, dass manifestierte Anzeichen eines zwanghaften Sexualverhaltens sowie die negative Beeinflussung wichtiger anderer Komponenten des Lebens negative Folgen für die Betroffenen von Onlinesexsucht sein können.

Besonders hervorgehoben wird die Beobachtung einer erhöhten sexuellen Aggression bzw. Gewalttoleranz gegenüber Frauen. Nicht zuletzt wird auf negative Folgen für die betroffenen Partner bzw. Familien der Onlinesexsüchtigen hingedeutet: Das Spektrum reicht hier von Trennungen und Scheidungen bis hin zu einem erhöhten Leistungsdruck und Abwertungen der realen Beziehungen und Sexualität. Des Weiteren werden kognitive negative Konsequenzen aufgezeigt: Demnach wirkt sich das Ansehen von pornografischen Bildern auf die Leistungsfähigkeit des Arbeitsgedächtnisses aus und beeinträchtigt die Entscheidungsfähigkeit (Laier/Brand 2014) bzw. fördert auf lange Sicht unvorteilhafte Entscheidungen. Längsschnittdaten zeigen zudem, dass Jugendliche mit regelmäßigem Konsum von Internetpornografie früher erste reale Sexualkontakte haben als Gleichaltrige ohne derartigen Konsum (Brown/L'Engle 2009; Morgan 2011). Dies wirft die Frage nach Einflüssen auf die sexuelle Reifung sowie nach gesundheitsrelevanten Aspekten (z.B. riskantes Sexualverhalten, ungewollte Schwangerschaften) auf. Wölfling et al. (2015, S.141) konstatieren weiteren Forschungsbedarf, um die Folgen sowie eine Abgrenzung und Parallelen zur allgemeinen Internetsucht festzustellen.

Wölfling et al. (2015, S.133) konstatieren im Zusammenhang mit Onlinesexsucht und etwaigen Persönlichkeitsvariablen sowie Risiko- und Schutzfaktoren eine nicht eindeutige Studienlage. Explorativ werden Personen mit hoher sexueller Kompulsivität und anderen psychischen Vulnerabilitätsfaktoren als gefährdet eingestuft. Dabei wird auch auf einen dysfunktionalen Copingstil hingewiesen, der für viele Onlinesexsüchtige charakteristisch sei: Betroffene fühlen sich online auf positive Weise begeistert, enthemmt, attraktiv, unterstützt und begehrenswert, offline hingegen frustriert, besorgt, gehemmt, ärgerlich, ängstlich oder deprimiert (Young 2008). Die Mischung aus triebhaftem Drang nach sexueller Aktivität und der Erfahrung, dass das Internet die Möglichkeit bietet, sexuelle Impulse anonym und schnell auszuleben und sich so von unangenehmen Befindlichkeiten abzulenken oder diese zumindest kurzzeitig zu reduzieren bzw. in eine bessere Stimmung zu gelangen, steigert im Verlauf das Risiko für Onlinesexsucht.

Prävalenzen ausgewählter Studien

Genaue Zahlen über die Prävalenz von Sexsucht liegen nicht vor. Unwissenheit, Verleugnungstendenzen und Schuldgefühle sind ausgeprägt. Auch ist die Schamschwelle einer Problematisierung und Therapiesuche für Männer und Frauen groß. Entsprechend hoch ist die vermutete Dunkelziffer der Betroffenen. Prävalenzschätzungen bewegen sich zwischen 0,5 und 5 % der Bevölkerung (Roth 2012, S. 17). Im Bereich der Onlinesexsucht werden – hinsichtlich der Zugänglichkeit und des Angebots sowie der veränderten Möglichkeiten im Bereich sexueller Fantasien – noch höhere Prävalenzraten vermutet. Auch aufgrund der Anwendung verschiedener Kriterien und Messinstrumente divergieren die Prävalenzschätzungen der Onlinesexsucht zwischen 1 und 8,3 %. Nach Roths (2012) Eindruck hat sich die Klientel strukturell verändert: Waren früher vor allem Menschen um die 50 mit Problemen durch überbordende sexuelle Kontakte Patienten, sind es heute häufig Menschen Mitte 20, die ihren Internetpornografiekonsum nicht in den Griff bekommen und deshalb etwa ihr Studium nicht bewältigen können.

In einigen empirischen Studien wird darauf hingewiesen, dass mehr Männer als Frauen von Onlinesexsucht betroffen sind. Wölfling et al. (2015) zitieren etwa eine epidemiologische Studie von Træen et al. (2006) mit 10.000 Menschen im Alter zwischen 18 und 49 Jahren in Norwegen, die beinhaltet, dass Männer signifikant häufiger pornografische Inhalte konsumieren, wobei die Nutzung von Onlinesexinhalten durch Homo- und Bisexuelle häufiger war als durch Heterosexuelle. »Das (männliche) Geschlecht stellte sich in dieser Untersuchung damit als stärkster Prädiktor für die allgemeine Nutzung von Pornografie heraus. Træen et al. (2006) adressieren zwar nicht die Sucht nach Onlinesexinhalten, geben aber Hinweise auf prädisponierende Faktoren für einen intensiven bis exzessiven Konsum« (Wölfling et al. 2015, S. 128 f.).

Über Internetsex wird oft außerhalb der USA geforscht, obwohl die USA als Hauptproduktionsstätte der Pornografie gelten. Dem sowohl in Quantität als auch Vielfalt gestiegenen Angebot pornografischer Inhalte steht eine weltweite, durchaus heterogene Nachfrage gegenüber. Dennoch wird primär über (heterosexuelle) männliche Personen geforscht, über sexsüchtige junge Frauen fast nie.

Im Allgemeinen sind Kinder und Jugendliche, die durch ihre Zugehörigkeit zur »Netzgeneration« schon seit der frühen Kindheit Inhalten gegenüberstehen, die eigentlich für Erwachsene bestimmt sind, ebenfalls nicht im Fokus der Wissenschaft und Therapie (Riemersma/Sytsma 2013). Hier liegen demnach Desiderate und zukünftige Bedarfe der Forschung.

Attraktivitätspotenzial 4.2

Die Verbreitung des Internets und die damit verbundene »einfache« Zugänglichkeit zu pornografischen Darstellungen hat das Thema der Onlinesexsucht in der jüngsten Zeit stärker in den Mittelpunkt des öffentlichen Interesses gerückt. Mittels der elektronischen Medien sind pornografische und erotische Inhalte grundsätzlich schnell, anonym und bequem, zunehmend auch mobil und kostenfrei verfügbar. Die Zugangsschwellen zu verschiedenen Erotik- und Pornografieangeboten sind damit immer niedriger geworden. Zudem bieten neue technologische Möglichkeiten eine Unterstützung der Livekommunikation (z. B. Chats oder »virtuelles Abtasten« des jeweils anderen), aber auch qualitativ veränderte Darstellungsmöglichkeiten im 3-D-Bereich, zunehmend gekoppelt mit Virtual-Reality-Brillen oder 3-D-Chats. Mit dem Mitmachweb (Web 2.0) ist mittlerweile auch ein Trend zur Produktion und Verbreitung sexuell expliziter Eigenkreationen zu verzeichnen.

Wölfling et al. (2015, S. 66 f.) legen dar, dass soziale Ängstlichkeit, Hemmungen, Schüchternheit, körperliche Einschränkungen und andere Faktoren, die im realen Leben die (sexuelle) Kontaktaufnahme erschweren, bei virtuellen Kontakten verdeckt gehalten werden können. Die Möglichkeiten, sexuelle Kontakte zu knüpfen, sind im Internet durch die Vielfalt und permanente Verfügbarkeit nahezu unbeschränkt. Vor allem bezüglich des hypersexuellen Verhaltens scheint das Internet einen breiteren Zugangsweg zu bieten. Auch ist die Hemmschwelle, sich im Internet mit der dort möglichen Anonymität sexuell auszuleben, deutlich geringer als in der realen Welt. Die Gefahr, sich mit sexuell übertragbaren Krankheiten anzustecken oder sich bei Praktiken zu verletzen, ist bei der Nutzung von Onlinesexangeboten nicht gegeben.

Verlässliche Untersuchungen über das quantitative Angebot pornografischer und erotischer Medieninhalte sowie deren Nutzung sind nur begrenzt vorhanden. Insbesondere für die Altersgruppe der Kinder und Jugendlichen liegen zu diesen Fragen bislang kaum Ergebnisse vor. Im Hinblick auf das Angebot kursieren Zahlen von insgesamt rund 400 Mio. Websites mit pornografischen Inhalten bei einem täglichen Zuwachs von bis zu 300 Seiten. Der Anteil pornografisch ausgerichteter Anfragen bei der Suchmaschine Google wird immer wieder mit einem Viertel *aller* Anfragen beziffert; als Suchbegriffe werden hier beispielsweise »sexy«, »Sex«, »girl« oder »hot« verwendet. Biermann (2012) formuliert es so: »Das Technikblog *ExtremeTech* hat nach eigenen Angaben Informationen von YouPorn bekommen über deren Datenmengen und Abrufzahlen. Die Seite bietet vor allem kostenlose Videos an und ist die zweitgrößte Pornoseite im Netz. Laut *ExtremeTech* werden auf den Servern der Betreiber ›mehr als 100 Terabyte Pornografie‹ bereitgehalten, und sie registrierten ›mehr als 100 Millionen‹ Pageviews am Tag. ... Das führe dazu, heißt es im Blog, dass von der Seite jeden Tag 950 Terabyte Daten übertragen werden oder schätzungsweise 29 Petabyte im Monat. Der derzeit größte Anbieter dieser Art, die seit 1997 angebotene Seite Xvideos, dürfte noch einiges mehr an Traffic verursachen. Der Blogger schätzt, dass es 35 bis 40 Petabyte im Monat sind. Und er rechnet hoch, dass schätzungsweise 30 Prozent des gesamten Datenverkehrs im Netz aus Pornografie bestehen.«

In einer von Altstötter-Gleich (2006) für pro familia erstellten Studie zum Thema »Pornografie und neue Medien« wurde darauf verwiesen, dass die meisten Untersuchungen über inhaltliche Attraktivitätsmerkmale pornografischer Medienangebote über das Format »Film« vorliegen. Hier zeigen in der Studie zitierte Inhaltsanalysen, dass zum einen heterosexueller Geschlechtsverkehr das dominante Motiv darstellt. Zum anderen wird aufgezeigt, dass das Angebot an Pornofilmen sich zudem nach spezifischen sexuellen Neigungen bzw. Praktiken (z. B. Homosexualität, Analverkehr), nach der Betonung bestimmter körperliche Merkmale (z. B. große Busen, dicke Frauen) oder nach bestimmten Personengruppen (z. B. reife Frauen, Teenies) klassifizieren lässt. Altstötter-Gleich (2006, S. 12) konstatiert kritisch: »Zur inhaltlichen Kategorisierung von pornografischen Inhalten im Internet gibt es bislang praktisch keine Untersuchungen.«

Die Server der Betreiber von pornografischen Seiten befinden sich i. d. R. nicht in Deutschland und die Bereitstellung solcher Angebote unterliegt damit auch nicht dem deutschen Recht. 60 % der Server werden in den USA betrieben, 26 % in den Niederlanden, 7 % in Großbritannien und lediglich 1 % in Deutschland (PC Magazin 2014). Wölfling et al. (2006, S. 67) führen aus: »Über den Umweg auf Server, die nicht dem deutschen Recht unterliegen, werden scheinbar rechtsfreie Räume für die Platzierung von Onlinesexinhalten geschaffen. Hierdurch wird ermöglicht, dass auch Cybersex mit strafbaren Handlungen/Inhalten angeboten und konsumiert werden kann. ... Vor allem bei der Betrachtung von pornografischen Videos scheint der Nutzende im Gegensatz zur realen Welt keine Verantwortung für sein Gegenüber beziehungsweise den Sexualpartner oder die Sexualpartnerin übernehmen zu müssen. Durch die Distanz, die über den Computer besteht, wird es deutlich leichter, jegliche Variation von Grenzverletzungen und Übergriffen im Kontext von Sexualität als etwas von allen Beteiligten Gewolltes zu betrachten. Die Darstellung von Gewalt, von sexuellen Handlungen mit Schutzbefohlenen, Tieren, Gegenständen oder anderem wird dadurch leichter konsumierbar.«

Zusammenfassend kann konstatiert werden, dass die Attraktivitäts- und Bindungspotenziale von Onlinesexangeboten neben den beschriebenen qualitativen Merkmalen insbesondere auch durch alle Eigenschaften der »Triple-A-Engine« (Kap. III.1.2) abgebildet werden.

Phänomenologie und Diagnostik 4.3

Wölfling et al. (2015) verdeutlichen, dass Onlinesexsucht symptomatische Ähnlichkeit zur klassischen Sexsucht aufweist und damit als Unterform dieser Verhaltensform aufgefasst werden kann. Aufgrund der Besonderheit der Medien und anderer Formen der Sexsucht werden jedoch spezifische Diagnosekriterien eingefordert. Bislang existiert allerdings keine eigenständig anerkannte (durch ein internationales Expertengremium legitimierte) Diagnose für den psychopathologischen Symptomkomplex, der durch die exzessive bzw. abhängige Nutzung von Onlinesexangeboten hervorgerufen wird.

Kriterien für die hypersexuelle Störung

A. Wiederkehrende und intensive sexuelle Fantasien, sexuelle Impulse und sexuelles Verhalten über einen Zeitraum von mindestens sechs Monaten, die im Zusammenhang mit mindestens vier der folgenden Kriterien stehen:

1. Ein exzessiver Zeitbedarf für die Beschäftigung mit sexuellen Fantasien und Impulsen sowie für Planung und Durchführung sexuellen Verhaltens.
2. Wiederholte Beschäftigung mit sexuellen Fantasien, Impulsen und Verhalten als Reaktion auf dysphorische Gemütszustände (z.B. Angst, Depression, Langeweile, Reizbarkeit).
3. Wiederholte Beschäftigung mit sexuellen Fantasien, Impulsen und Verhalten als Reaktion auf belastende Lebensereignisse.
4. Wiederholte, aber erfolglose Versuche, sexuelle Fantasien, Impulse und Verhaltenzu kontrollieren oder deutlich zu reduzieren.
5. Wiederholte Beschäftigung mit sexuellem Verhalten unter Nichtbeachtung der Risiken physischer oder emotionaler Schädigung für sich oder andere.

B. Klinisch bedeutsamer Leidensdruck oder Beeinträchtigungen in sozialen, beruflichen und anderen wichtigen Lebensbereichen im Zusammenhang mit der Häufigkeit und Intensität der sexuellen Fantasien, Impulse und Verhaltensweisen.

C. Die sexuellen Fantasien, Impulse und Verhaltensweisen sind nicht direkt auf die physiologischen Wirkungen exogener Substanz (z.B. Drogen oder Medikamente) zurückzuführen.

D. Die Person muss ein Mindestalter von 18 Jahren haben.

Zu spezifizieren sind: Masturbation, Pornografie, sexuelles Verhalten mit erwachsenen Geschlechtspartnern, Cybersex, Telefonsex, Stripclubs, Sonstiges.

Quelle: nach Mann 2014, S. 76

Der Vorschlag einer eigenständigen Diagnosekategorie für die »hypersexuelle Störung« konnte sich im DSM-5 – im Wesentlichen aufgrund unzureichender wissenschaftlicher Evidenz – nicht durchsetzen. Es wird vermutet, dass der Begriff des gesteigerten sexuellen Verlangens, der sich ohne eine genauere Definition im ICD-10 befindet, den Revisionsprozess zur ICD-11 nicht überstehen wird. Es gibt Überlegungen, die entsprechenden Phänomene in die Gruppe der Verhaltenssüchte oder der Zwangsspektrumsstörungen (zwanghafte sexuelle Verhaltensstörung) zu integrieren (Briken/Berner 2013, S. 241).

Nach den Expertenberatungen rund um die Revision des DSM wurde ein Diagnoseinstrument der hypersexuellen Störung vorgeschlagen, das auf der Annahme eines heterogenen Störungsbildes basiert. Demnach soll zur Minimierung falsch-positiver Kodierungen ein dimensionaler Schwellenwert verwendet werden, wonach mindestens vier der fünf vorgeschlagenen A-Kriterien für eine Diagnose vorhanden sein müssen (Mann 2014, S. 76).

Wölfling et al. (2015, S. 128) schlagen ein spezifisches Erhebungsinstrument zur Erfassung der subjektiven Alltagsbeeinträchtigung etwaiger Betroffener durch Onlinesexsucht vor, das durch Brand et al. (2011) auf Basis des »Internet Addiction Test« von Young (1998) entwickelt wurde. Die insgesamt zwölf Fragen können auf einer fünfstufigen Skala bewertet werden (1 = nie, 5 = sehr oft). Ergeben sich in der Summe mehr als 30 Wertungspunkte, so wird eine problematische Onlinesexnutzung vermutet, bei Werten größer 37 eine pathologische Onlinesexnutzung (Kasten).

Erhebungsinstrument für Onlinesexsucht

1. Wie oft stellen Sie fest, dass Sie länger als beabsichtigt auf Sexseiten im Internet waren?
2. Wie oft vernachlässigen Sie alltägliche Pflichten, um mehr Zeit auf Sexseiten im Internet zu verbringen?
3. Wie häufig leidet Ihre schulische, Ihre universitäre oder Ihre berufliche Arbeit darunter, dass Sie so viel Zeit auf Sexseiten im Internet verbringen?
4. Wie häufig reagieren Sie ausweichend oder verteidigend, wenn Sie jemand fragt, was Sie online tun?
5. Wie oft reagieren Sie patzig, schimpfen oder sind genervt, wenn Sie jemand stört, während Sie auf Sexseiten im Internet sind?
6. Wie oft fehlt Ihnen Schlaf, weil Sie spät nachts noch online und auf Sexseiten im Internet sind?
7. Wie oft denken Sie an Sexseiten im Internet, wenn Sie offline sind oder stellen sich vor, auf Sexseiten im Internet zu sein?
8. Wie oft ertappen Sie sich dabei zu sagen: »Nur noch ein paar Minuten«, während Sie auf Sexseiten im Internet sind?
9. Wie häufig versuchen Sie, weniger Zeit auf Sexseiten im Internet zu verbringen und schaffen es nicht?
10. Wie häufig versuchen Sie zu verbergen, wie lange Sie auf Sexseiten im Internet waren?
11. Wie oft kommt es vor, dass Sie lieber mehr Zeit auf Sexseiten im Internet verbringen als mit anderen etwas zu unternehmen?
12. Wie oft fühlen Sie sich deprimiert, verstimmt oder nervös, wenn Sie nicht die Möglichkeit haben, auf Sexseiten im Internet zu sein – was sich ändert, wenn Sie wieder online sind?

Quelle: nach Brand et al. 2011

Begleiterkrankungen

Wölfling et al. (2015, S. 134) verweisen auf vorliegende Desiderate der Forschung im Hinblick auf Begleiterkrankungen der Onlinesexsucht. Die wenigen verfügbaren Studien basieren in der Regel auf selektiven (anfallenden) Stichproben (z. B. Teilnehmer aus Selbsthilfegruppen) oder Onlinesurveys; klinische Beschreibungen werden häufig ohne Differenzierung zwischen hypersexuellem (Offline-)Verhalten und diversen Formen von Onlinesexsucht vorgenommen. In einzelnen Studien wird sich auf Zusammenhänge zwischen sexuellem Missbrauch in der Vorgeschichte, anderen stoffgebundenen Abhängigkeitserkrankungen sowie komorbiden Essstörungen bezogen.

Hinweise ergeben sich zudem hinsichtlich einer erhöhten psychopathologischen Symptombelastung unter Personen, die eine exzessive Nutzung von Internetpornografie betreiben (Brand et al. 2011). Auch Zusammenhänge zwischen exzessiver Internetpornografienutzung und Somatisierung, Zwanghaftigkeit, Unsicherheit im Sozialkontakt, Depressivität, paranoides Denken, Psychotizismus, Ängstlichkeit, phobischer Angst und Feindseligkeit sowie Aggressivität konnten empirisch nachgewiesen werden (Kor et al. 2014).

Onlinekaufsucht 5.

FALLVIGNETTE ONLINEKAUFSUCHT

Soziodemografie

Frau B. kam in die Kaufsuchtsprechstunde, weil sie es nicht verkraftete, dass ihr Mann sich von ihr trennen möchte. Er konnte ihre häufigen Kaufexzesse und die daraus resultierenden Schulden im mittlerweile fünfstelligen Bereich sowie ihre ständigen Lügen nicht mehr ertragen. Die 28-jährige Frau B. lebt zusammen mit ihrem Ehemann, mit dem sie seit sechs Jahren verheiratet ist, und den beiden gemeinsamen Kindern, einem vierjährigen Sohn und einer fünfjährigen Tochter. Nach dem Hauptschulabschluss begann sie eine Friseurlehre, die sie am Ende des zweiten Lehrjahres abgebrach. Mittlerweile ist sie seit mehreren Jahren Hausfrau. Ihr Mann ist sieben Jahre älter und als Tischler berufstätig. Die Patientin war mit zwei älteren Geschwistern bei ihren Eltern aufgewachsen. Ihr Vater verstarb früh an einem Herzinfarkt, als sie selbst acht Jahre alt war. Die Mutter heiratete nach dem plötzlichen Tod des Vaters wieder.

Problemstellung/Diagnose

Frau B schilderte, dass seit der Geburt ihrer Tochter ihr Kaufverhalten völlig entgleist ist, was sie lange Zeit versuchte, zu verbergen. Frau B. tätigte in erster Linie Onlinebestellungen. Einkaufen in Geschäften reizte sie nicht, weil es unbequem ist, sie sich dabei beobachtet fühlt und man Preise und Angebote nicht so gut vergleichen kann, was sie als ineffektiv empfindet. Ungefähr zwei- bis dreimal pro Woche bestellte sie im Internet Kleidung, Schuhe usw. für sich oder ihre Kinder, die gar nicht notwendig waren. Die meisten Waren blieben unbenutzt und lagen zum Teil noch mit Preisschildern versehen im Schrank. Frau B. glaubte, dass sie die Bestellungen tätigte, um sich von ihrem gleichförmigen, mitunter etwas langweiligen Alltagsleben abzulenken. Die meisten Waren bestellte sie am späten Abend oder sogar nachts, nachdem sie die Kinder zu Bett brachte und etwas Ruhe, aber auch das Bedürfnis nach Entspannung verspürte. Meistens verlor sie beim Onlineshopping völlig das Zeitgefühl und beschäftigte sich viel länger damit als geplant. Bereits tagsüber kreisten ihre Gedanken häufig um Sonder- und Werbeangebote, die sie per App oder E-Mail auf ihr Mobiltelefon erhielt. So fühlte sie sich ohne große Anstrengung immer optimal informiert und bekam Lust auf Onlineshopping. Beim abendlichen oder nächtlichen Onlinesurfen stellte sie sich vor, welche Komplimente sie oder ihre Kinder für die neuen, modischen Kleidungsstücke bekommen könnten und dass sie dann vor anderen Menschen besser dastehen würde. Diese Fantasien besserten ihre Stimmung und das Klicken des Bestellbuttons löste eine Art »Kick« aus, was ihr zumindest kurzfristig gut tat. Hinzu kam eine Art kindliche Vorfreude vor Erhalt der Warenpakete. Nach der Warenzustellung verlor sie meistens schnell das Interesse an den Dingen, bekam ein schlechtes Gewissen und versteckte die Einkäufe. Frau B. nutzte das Internet vorrangig für Onlineshopping. In Facebook oder anderen Netzwerken war sie nur gelegentlich aktiv, Onlinespiele o. Ä. interessierten sie gar nicht.

Diagnose: N.n.b. Impulskontrollstörung, pathologisches Onlinekaufen (ICD-10 F63.9)

Begleiterkrankungen

Frau B. beschrieb eine depressive Phase mit Antriebslosigkeit, sozialem Rückzug und dem Gefühl innerer Leere über ca. ein Jahr nach der Geburt ihrer Tochter. Suizidalität bestand jedoch zu keinem Zeitpunkt. Sie berichtete über einen erfolglosen Versuch, eine ambulante Psychotherapie zu beginnen. Tagesklinische oder stationäre psychosomatische oder psychiatrische Behandlungen erfolgten bislang nicht.

Die Patientin trinkt nur gelegentlich Alkohol, sie raucht nicht und verneint den Konsum illegaler Drogen. Körperliche Erkrankungen bestehen nicht, und sie nimmt keine Medikamente ein.

Persönlichkeitsvariablen: Risiko- und Schutzfaktoren

Frau B. tendierte dazu, Konflikte (z. B. mit ihrem Ehemann) nicht anzusprechen, sondern sich eher davon abzulenken. Mitunter kam es jedoch zu verbalen Impulsdurchbrüchen und zu impulsiven Entscheidungen. Des Weiteren fielen eine hohe materielle Werteorientierung und perfektionistische Persönlichkeitszüge auf, die sich vor allem auf Äußerlichkeiten bezogen.

Negative Folgen durch den Konsum (inklusive körperlicher, sozialer und leistungsbezogener Konsequenzen)

Aufgrund der Kaufexzesse entstanden finanzielle Probleme. So beglich die Patientin Strom- und Gasrechnungen nicht mehr. Um Geld hierfür zu beschaffen, hob sie mehrfach Geld von Sparbüchern eines Vereins ab, in dem ihr Ehemann aktiv war. Sie tätigte zudem auf den Namen ihrer Mutter, ihrer Tochter oder ihres Ehemannes Bestellungen, die sie dann nicht bezahlte. Darüber hinaus lief eine Anzeige wegen Vortäuschung von Zahlungsfähigkeit. Die mit der Kaufsucht verbundenen Lügen und Betrügereien führten dazu, dass sowohl ihre Mutter als auch ihre Geschwister und nun auch ihr Ehemann mit ihr brachen.

Behandlungsempfehlung

Nach einer Reihe ergebnisloser Konsultationen bei niedergelassenen Nervenärzten, Psychiatern und Schuldnerberatungen stellte Frau B. sich in der Spezialsprechstunde für Verhaltenssüchte einer Universitätsklinik vor. Hier erfolgte eine ausführliche Diagnostik, und es wurde eine ambulante Psychotherapie empfohlen, die auf die Behandlung der Onlinekaufsucht fokussiert.

Weiterer Verlauf

Aufgrund der mangelnden Versorgungsangebote für Patienten mit Onlinekaufsucht dauerte es noch ein halbes Jahr, bis die Patientin ein passendes Therapieangebot fand. Schließlich nahm sie an einer ambulanten Gruppentherapie zur Behandlung von pathologischem Kaufen teil, die sich an einem störungsspezifischen kognitiv-behavioralen Psychotherapiemanual orientierte. Bis zum Ende der Therapie, welche sich über fünf Monate erstreckte, konnte sie ihr Onlinekaufverhalten weitestgehend normalisieren. Im Zuge der Behandlung wurden Frau B. verschiedene Problembereiche bewusst, die zu ihrer Onlinekaufsucht beitrugen und die sie durch Kaufexzesse auf inadäquate Weise zu kompensieren versuchte. Sie entschloss sich dazu, nach der Gruppentherapie eine ambulante Einzelpsychotherapie aufzunehmen, um weiter an sich zu arbeiten.

Quelle: nach Wölfling et al. 2015, S. 144 ff.

Einordnung 5.1

Kaufsucht als Phänomen wurde schon recht früh von Kraepelin (1909) und Bleuler (1923) beschrieben, jedoch lange Zeit in der Betrachtung von süchtigem

Verhalten vernachlässigt. Bereits die ersten Untersuchungen zeigen, dass es den Betroffenen kaum um den Besitz oder den Konsum der gekauften Waren geht, sondern um das positive Gefühl beim Einkaufen (Croissant/Croissant 2007; Duroy et al. 2014; Harvanko et al. 2013; Mueller et al. 2010).

Die Bedeutung der Kaufsucht ist vor dem Hintergrund der zunehmenden Kommerzialisierung der Gesellschaft sowie angesichts der medialen Möglichkeiten elektronischer Medien gestiegen. Nach Hand (1998) wird unter Kaufsucht das episodisch auftretende, zwanghafte Kaufen von Konsumgütern und Dienstleistungen verstanden. Die erworbenen Konsumgüter und Dienstleistungen werden dabei in aller Regel nicht unbedingt gebraucht. Allerdings herrscht bis heute weder in der klinischen noch in der verhaltenswissenschaftlichen Forschung Einigkeit darüber, ob das beschriebene Phänomen als Kaufsucht, Kaufzwang oder auch allgemeiner als problematisches bzw. pathologisches Kaufen bezeichnet werden sollte (Reisch et al. 2004). Die Möglichkeiten des Internets und die damit einhergehenden Möglichkeiten zum Onlinekaufen erweitern die Potenziale zur Entstehung und Entwicklung von Kaufsucht. Begrifflich kommen Onlinekaufsucht, Internetkaufsucht, Onlineshoppingsucht, Internetshoppingsucht, Onlinekaufzwang sowie auch das problematische und pathologische Onlinekaufen bzw. »impulsive buying« und »compulsive buying« etc. hinzu.

Kaufsucht und Onlinekaufsucht werden durch gesellschaftliche Werte einer kapitalistisch strukturierten Konsumgesellschaft gestützt. Diese gesellschaftliche Akzeptanz des Kaufens an sich führt dazu, dass das schlechte Gewissen bei den Betroffenen von (Online-)Kaufsucht zunächst oft ausbleibt, wenn sie sich mal wieder »etwas gegönnt« haben (Scherhorn et al. 1995, S. 24). Infolgedessen nehmen die Betroffenen das Suchthafte an ihrem Verhalten oft selbst gar nicht wahr –, und falls doch, so ist es vergleichsweise einfach, diesen Umstand vor dem sozialen Umfeld zu verbergen, da häufiges und übermäßiges Kaufen in Konsumgesellschaften eher als Regel denn als Ausnahme betrachtet werden.

In der Literatur werden unterschiedliche Erklärungsansätze der (Online-)Kaufsucht diskutiert, die sich auf verhaltenstheoretische, psychoanalytische oder biopsychologische Konzepte beziehen: Kaufen als emotionale Unterstützung (z. B. Stimmungsverbesserung), als Stärkung einer unsicheren Identität (z. B. Kauf von Statussymbolen), als Ersatz für fehlende Anerkennung in anderen Lebensbereichen, als Schutz vor einer inneren Leere und Minderwertigkeitsgefühlen. Annahme ist, dass der Prozess des Kaufens selbst eine (zumindest kurzfristige) Befriedigung verschafft und als eine Art »Tranquilizer« dienen kann (Gansen/Aretz 2010, S. 26). Für das Auslösen und Aufrechterhalten des pathologischen Kaufens werden operante Verstärkungsprozesse diskutiert (Steiger/Müller 2010). Zudem werden biologische Faktoren, wie eine Dysbalance im serotonergen System oder Opiatsystem, oder aber im dopaminergen Belohnungssystem erörtert (Gansen/Aretz 2010, S. 26).

Wölfling et al. (2015, S. 155) machen darauf aufmerksam, dass bislang keine Studien zu den spezifischen negativen Folgen einer Onlinekaufsucht vorliegen, die klinischen Erfahrungen jedoch auf negative persönliche, ökonomische und soziale Konsequenzen für die betroffenen Menschen, deren Angehörige und Freunde verweisen. Im Einzelnen werden Einschränkungen in der Lebensqualität (u. a. durch familiäre Zerrüttung oder soziale Isolation) und in der beruflichen Funktionsfähigkeit genannt sowie weitreichende finanzielle Probleme durch Verschuldung (oft im fünfstelligen Bereich) und strafrechtliche Probleme (Zahlungsunfähigkeit, Veruntreuung von Geldern, Vortäuschen von Zahlungsfähigkeit). Nicht zuletzt resultieren negative gesellschaftliche Folgen, da z. B. die Gesundheitsausgaben und sozialen Kosten steigen. Wölfling et al. (2015) konstatieren vor dem Hintergrund der weiteren dynamischen Ausbreitung der elektronischen Märkte eine unbefriedigende Versorgungssituation sowie eine besorgniserregende Forschungslücke nicht nur aus psychologischer, sondern auch aus pädagogischer und präventionspolitischer Sicht.

Abb. III.1 Risikofaktoren für Onlinekaufsucht

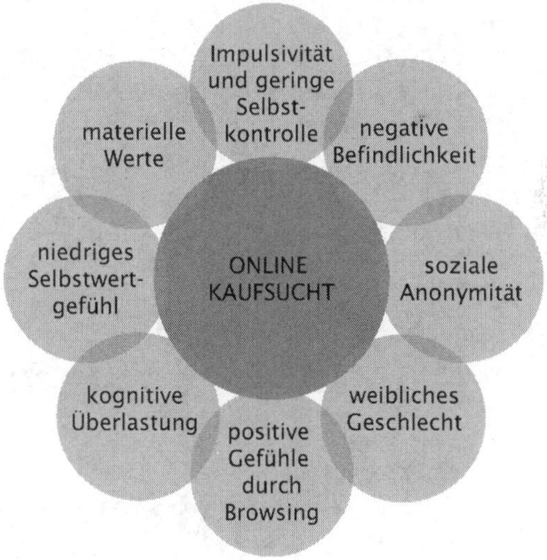

Quelle: Wölfling et al. 2015, S. 153, in Ahnlehnung an das Modell von Rose/Dhandayudham 2014; ergänzt um den Faktor »materielle Werte«

Im Kontext der Onlinekaufsucht können verschiedene Persönlichkeitsvariablen sowie Risiko- und Schutzfaktoren identifiziert werden. So zeigten sich bei Untersuchungen sowohl mit Studierenden als auch mit kaufsüchtigen Patienten, dass neben anderen psychischen Symptomen vor allem hohe Depressionswerte, gepaart mit einer starken materiellen Werteorientierung, das Risiko für eine generelle Kaufsucht erhöhen (Müller et al. 2014). Wölfling et al. (2015, S. 152) verweisen auf eine Literaturübersicht zu individuellen Risikofaktoren von Rose und Dhandayudham (2014), die gleichzeitig ein konzeptuelles Modell für Onlinekaufsucht vorgeschlagen haben. Das Modell geht davon aus, dass weibliches Geschlecht, niedriges Selbstwertgefühl, Impulsivität und defizitäre Selbstregulation sowie negative Befindlichkeiten wesentliche individuelle Bedingungsfaktoren darstellen. Hinzu kommen medienspezifische Variablen: Hierzu zählen die soziale Anonymität, Entspannung, gleichzeitig aber auch kognitive Überforderung durch die »Informationsflut« und die ständigen Versuchungen.

Prävalenzen ausgewählter Studien

Aufgrund der Anwendung verschiedener Kriterien und Messinstrumente divergieren die Prävalenzschätzungen der Onlinekaufsucht. Trotz der langen Geschichte des Konzepts (seit Kraepelin 1909) ist die empirische Forschungslage zum pathologischen Kaufen noch eher bescheiden. In den Studien wird die Onlinekaufsucht zudem nicht spezifiziert, sondern – mehr oder weniger explizit – als Teil der generellen Kaufsucht verstanden.

1991 ermittelte erstmals die Forschungsgruppe Kaufsucht der Universität Hohenheim anhand einer repräsentativen Erhebung, die mithilfe des selbstentwickelten »Hohenheimer Kaufsuchtindikators« durchgeführt wurde, dass in den alten Bundesländern bei den Erwachsenen 5 % und in den neuen Bundesländern 1 % stark kaufsuchtgefährdet sind. 2001 erfolgte eine Wiederholungsstudie, die ergab, dass sich in den neuen Bundesländern die Anzahl der stark Kaufsuchtgefährdeten in zehn Jahren auf 6,5 % versechsfacht hat, in den alten Bundesländern der Anteil auf 8 % angestiegen ist (Mertens et al. 2008, S. 12). Ähnliche Ergebnisse zeigt eine vergleichbare Erhebung in den USA aus dem Jahr 2006 (Harvanko et al. 2013).

Für das Phänomen der Onlinekaufsucht sind einige explorative Studien verfügbar, die einen höheren Frauenanteil bei den Betroffenen vermuten. So zeigte sich in einer Studie unter deutschen Studenten, dass Frauen eher zur Onlinekaufsucht neigen, die Prävalenz von 5,8 % aber mit anderen Studien zu vergleichen ist (Gansen/Aretz 2010). Auch Harvanko et al. (2013) deuten auf Unterschiede in der Korrelation von Kaufsucht und Geschlecht hin: So wird die Prävalenz bei Frauen mit 4,4 % und bei Männern mit 2,5 % angegeben. Von anderen Autoren wird die stark geschlechtsspezifische Verteilung infrage gestellt und auf die geschlechtsspezifische Art der gekauften Waren hingewiesen: Demnach kaufen Frauen eher Dinge, die ihr äußeres Erscheinungsbild (Kleidung, Schmuck etc.) oder ihre soziale Identität (Standard oder Gruppenzugehörigkeit) betreffen und

Männer eher Waren, die ihre persönliche Identität (Güter, die Werte, Eigenschaften oder Biografie widerspiegeln) betreffen (Barth 2015, S. 60).

Wölfling et al. (2015) erkennen einen international übereinstimmenden Zusammenhang zwischen Kaufsucht und Alter. Demnach sind jüngere Menschen wesentlich häufiger von der Kaufsucht betroffen als ältere Menschen. Zudem wird erläutert, dass es im Kontext von Kaufsucht und vor allem von Onlinekaufsucht bislang keine Angaben zur »echten« Prävalenz im Sinne interviewbasierter klinischer Diagnosen gibt. Es besteht auch hier weiterer Forschungsbedarf.

Attraktivitätspotenzial 5.2

Als externe Anreize der Kaufsucht – bzw. des Kaufens an sich – werden Marketingstimuli und Werbung sowie Produkt- und Finanzierungsangebote verstanden. Annahme ist, dass die neuen elektronischen Medien diesen Bereich erheblich stimuliert haben. Handelsunternehmen und Dienstleistungs- bzw. Produktanbieter betreiben nicht nur E-Commerce, sondern nutzen zunehmend die Möglichkeiten von E-Mail-Marketing, Facebook- oder youtube-Advertising sowie gut platzierten werblichen Informationsgrafiken und Videos. Hierbei werden verstärkt gespeicherte Informationen systematisch ausgewertet und werblich eingesetzt (Stichworte: »data mining«, »big data«). Gerade die neuen mobilen Endgeräte wie Smartphone und Tablet haben auf das Onlinekaufen einen großen stimulierenden Einfluss (Duroy et al. 2014).

Zu den Kaufwünsche weckenden spezifischen, dynamischen Internetmarketingstimuli gehören Wölfling et al. (2015) zufolge bearbeitete Fotos, Audioclips, Pop-ups und Apps mit Werbung oder Anzeigen für Sonderangebote und Incentives, Chatrooms mit anderen Kunden etc. Diese werden ergänzt durch In-game-Advertising und Shoppinganreize im Rahmen von Onlinespielen. »Die Informationsflut, die immense Geschwindigkeit und die Jagd nach dem besten ›Deal‹ kann zu kognitivem ›Overload‹ führen. Damit ist gemeint, dass wiederholte und ständige Stimulation und Verführung die Selbstkontrolle schwächt. Das anhaltende Widerstehen von Versuchungen erfordert permanente Selbstkontrolle, deren Kapazität wiederum begrenzt ist (Muraven/Baumeister 2000). Entsprechend kann das Bemühen um anhaltende Selbstkontrolle in einem Bereich zum Nachlassen derselben in einem anderen Bereich führen, was in Kaufattacken enden kann.« (Wölfling et al. 2015, S. 153)

Attraktiv sind Onlinekäufe durch die große Auswahl an Produkten (weltweite Produktpalette) und die prinzipielle Unabhängigkeit hinsichtlich der bestehenden Ladenöffnungszeiten – auch nachts um zwei oder drei Uhr kann beispielsweise noch nach Kleidung gesucht und diese bestellt werden (Duroy et al. 2014, S. 1829). Es müssen keine Wartezeiten in Kauf genommen werden, und es sind schnelle und einfache Preisvergleiche möglich. Auf den einschlägigen Vergleichsportalen werden teilweise auch Gutscheine angeboten, durch die bestimmte Produkte noch günstiger werden. Nicht zuletzt besteht beim Onlinekaufen ein Widerrufsrecht, in der Regel können Käufer ihre Waren innerhalb von 14 Tagen ohne Angabe von Gründen zurückschicken und ihr Geld zurückverlangen. Es ist durch die oft bereits gespeicherten Kundenprofile auch einfach, neue Onlinebestellungen zu aktivieren. All dies zählt zu den Attraktivitätsvorteilen von Onlinkäufen im Vergleich zum stationären Kaufen.

Wölfling et al. (2015) argumentieren im Zusammenhang mit den Attraktivitätspotenzialen der neuen Medien mit dem Triple-A-Engine-Modell von Cooper et al. (1999a) (Kap. III.1.2). Wesentlich für die Erklärung der Onlinekaufsucht werden hier die Faktoren der Zugänglichkeit (»accessibility«) und Erschwinglichkeit (»affordability«) genannt. So werden die Möglichkeiten des Internets für das Kundenmanagement eingesetzt und gezielt mit Verkaufsförderungsaktionen gearbeitet (z.B. Incentives, Sonderangebote), Kreditoptionen oder prompte bargeldlose Bezahloptionen (Ein-Klick-Käufe) eingeführt. Dies führt in der Summe dazu, dass im Individuum Wünsche geweckt werden, die zuvor nicht relevant waren. »Darin liegt der Sinn von innovativen, digitalen, kundenzentrierten Marketingstrategien, die das Käuferverhalten und die Kaufentscheidungen beeinflussen sollen. ... In Analogie zur Pharmakodynamik entsteht eine Dosis-Wirkungs-Beziehung, d.h., je mehr und je vielfältiger die Information an den Kunden vermittelt wird, desto höher ist die Chance, dass die Kunden wiederholt impulsive Käufe tätigen und möglicherweise eine Onlinekaufsucht entwickeln« (Wölfling et al. 2015, S. 68).

Phänomenologie und Diagnostik 5.3

Als Störungsbild wird Kaufsucht bislang weder einheitlich bezeichnet noch beschrieben. Bislang liegen keine anerkannten diagnostischen Kriterien für Kaufsucht vor. Sie hat bislang als eigenständiges Störungsbild keinen Eingang in die gängigen Klassifikationssysteme erlangt und wird weder in der Internationalen Klassifikation psychischer Störungen (ICD), noch im DSM-5 aufgeführt.

Bewährt hat sich die Orientierung an von McElroy et al. (1994) vorgeschlagenen Kriterien, die auf der Grundlage der diagnostischen Kriterien für Impulskontrollstörungen, Zwangsstörungen, Substanzabhängigkeiten sowie pathologisches Glücksspielen konzipiert wurden (Bilke-Hentsch et al. 2014, S. 135). Kriterien nach McElroy et al. (1994) sind (Croissant/Croissant 2007, S. 575):

1. Vorhandensein von Kaufimpulsen (oder intensiver Beschäftigung mit Kaufen) oder exzessivem Kaufen von unnötigen Dingen.

2. Kaufbeschäftigungen, -impulse oder -verhaltensweisen verursachen merklichen Leidensdruck, sind sehr zeitintensiv, interferieren signifikant mit sozialen oder beruflichen Funktionen und/oder resultieren in finanziellen Problemen.
3. Exzessives Kaufverhalten tritt nicht ausschließlich in hypomanischen oder manischen Phasen mit Euphorie, Hyperaktivität, Grandiosität oder eingeschränkter Urteilskraft auf.

Empfohlen wird die Diagnose »Kaufsucht« auf Basis eines klinischen Interviews. Für eine erste Einschätzung des Kaufverhaltens wird in der Literatur auf zwei Fragebögen verwiesen. Bei international publizierten Studien wird oft der »compulsive buying score« (CBS) von Faber/O'Guinn (1992) verwendet. Diese Skala besteht aus sieben Fragen. Auf einer fünfstufigen Ratingskala (1 = nie, 5 = sehr oft) wird die Zustimmung zu den Fragen abgefragt und bewertet. Fünf Items erfassen finanzielle Aspekte des Kaufens, zwei emotionale Hintergründe. Der Fragebogen liegt auch in einer deutschen validierten Fassung vor (Müller et al. 2008, S. 8). Auch der Fragebogen »Screeningverfahren zur Erhebung von kompensatorischen und süchtigem Kaufverhalten« (SKSK) von Raab et al. (2005) findet Verwendung. Diese Skala besteht aus 16 Fragen, die ähnlich dem CBS finanzielle Aspekte und emotionale Hintergründe erfassen und bewerten.

Wölfling et al. (2015, S. 149) stellen eine von Pawlikowski et al. (2013) veröffentlichte Modifikation des »Internet Addiction Test« von Young (1998) für Onlinekaufsucht vor. Diese Skala besteht aus zwölf Fragen, die auf einer fünfstufigen Skala beantwortet und bewertet werden. Die Ergebnisse des Ratings werden addiert (Range: 12–60): Ein Summenwert über 30 indiziert eine problematische Nutzung von Kaufseiten im Internet und ein Summenwert über 37 spricht für eine pathologische Nutzung (Kasten).

Erhebungsinstrument für Onlinekaufsucht

1. Wie oft stellen Sie fest, dass Sie länger als beabsichtigt auf Shoppingseiten im Internet waren?
2. Wie oft vernachlässigen Sie alltägliche Pflichten, um mehr Zeit auf Shoppingseiten im Internet zu verbringen?
3. Wie häufig leidet Ihre schulische, universitäre oder berufliche Arbeit darunter, dass Sie so viel Zeit auf Internetshoppingseiten verbringen?
4. Wie häufig reagieren Sie ausweichend oder verteidigend, wenn Sie jemand fragt, was Sie online tun?
5. Wie oft reagieren Sie patzig, schimpfen oder sind genervt, wenn Sie jemand stört, während Sie auf Shoppingseiten im Internet sind?

6. Wie oft fehlt Ihnen Schlaf, weil Sie spät nachts noch auf Shoppingseiten im Internet sind?
7. Wie oft denken Sie an Shoppingseiten im Internet, wenn Sie offline sind, oder stellen sich vor, auf Shoppingseiten im Internet zu sein?
8. Wie oft ertappen Sie sich dabei zu sagen: »Nur noch ein paar Minuten«, während Sie auf Shoppingseiten im Internet sind?
9. Wie häufig versuchen Sie, weniger Zeit auf Shoppingseiten im Internet zu verbringen und schaffen es nicht?
10. Wie häufig versuchen Sie zu verbergen, wie lange Sie auf Shoppingseiten im Internet waren?
11. Wie oft kommt es vor, dass Sie lieber mehr Zeit auf Shoppingseiten im Internet verbringen als mit anderen etwas zu unternehmen?
12. Wie oft fühlen Sie sich deprimiert, verstimmt oder nervös, wenn Sie offline sind – was ändert sich, wenn Sie wieder auf Shoppingseiten im Internet sind?

Quelle: nach Pawlikowski et al. 2013

Begleiterkrankungen

Wölfling et al. (2015, S. 153 f.) zeigen in ihrer Analyse, mit welchen weiteren psychischen Erkrankungen die Onlinekaufsucht typischerweise einhergeht, auf die bislang fehlende Differenzierung zwischen Kaufsucht und Onlinekaufsucht. Gleichzeitig werden Hinweise darauf gegeben, dass bei den Betroffenen vermehrt Persönlichkeitsstörungen auftreten, meistens in Form von Depressionen und Angststörungen. Hinzu kommen die Binge-Eating-Störung oder schädlicher Substanzgebrauch sowie zwanghaftes Horten.

Onlineglücksspielsucht 6.

Fallvignette Onlineglücksspielsucht

Soziodemografie

Herr D. ist 24 Jahre alt. Seine Eltern sind seit seinem elften Lebensjahr geschieden. Er erlangte einen Realschulabschluss; ein Versuch, das Abitur nachzuholen, scheiterte, was zur Aufnahme einer Ausbildung als Außenhandelskaufmann führte.

Problemstellung/Diagnose

Die erste Nutzung von Onlineglücksspielen erfolgte bereits während der Schulzeit mit 17 Jahren. Er richtete sich einen Account bei einem Sportwettenanbieter ein und tätigte Einzahlungen via PayPal. Direkt bei der ersten abgeschlossenen Wette tippte er richtig und erreichte mit vergleichsweise geringem Einsatz eine beeindruckende Aufbesserung seines Taschengeldes. In der Folge intensivierte sich sein Wettverhalten und es kam zu einer kontinuierlichen Steigerung der Geldeinsätze. Auch das Wettverhalten wurde zunehmend riskanter. Während der Sommerpause der Bundesliga schloss der Patient Wetten auf Fußballspiele anderer Ligen, in denen er sich wenig auskannte, ab und wettete schließlich auch auf andere Sportarten. Er befasste sich gedanklich immer mehr mit Wettquoten und fieberte immer stärker dem Abschluss neuer Spielansetzungen und Wetten entgegen. Im Laufe der Jahre verspielte er immer mehr Geld und begann damit, zunächst eigene Wertgegenstände zu veräußern, bevor er schließlich auch Schmuck seiner Mutter verkaufte. In Anbetracht der Tatsache, dass der Patient bereits zu Monatsbeginn sein Ausbildungsgehalt verspielte und bei seiner Mutter regelmäßig Geld leihen musste, kam es zu einer Aussprache mit ihr. Im Alter von 20 Jahren nahm der Patient schließlich zunächst den Kontakt zu einer niederschwelligen Beratungshotline auf und nahm anschließend ein diagnostisches Erstgespräch in einer Spezialambulanz wahr. Dort erhielt er die Diagnosen F63.0G (Onlinesportwetten) und 32.1G (mittelgradige depressive Episode).

Persönlichkeitsvariablen: Risikofaktoren und Schutzfaktoren

Herr D. berichtete von der großen Verlockung des »schnellen Geldes«, welche durch anfängliche massive Erfolge zu einer Selbstfinanzierung über Onlinesportwetten führte. Sein Vater unterstützte das Onlineglücksspiel auf finanzieller und moralischer Ebene, indem er ihn z. B. als talentiert beschrieb.

Probleme durch exzessiven Konsum (inklusive körperlicher, sozialer und leistungsbezogener Konsequenzen)

Herr D. berichtete, auch vor dem Hintergrund des Glücksspielverhaltens, seine Absicht, das Abitur nachzuholen, immer wieder aufgeschoben und schließlich aufgegeben zu haben. In der Ausbildung waren seine Arbeitsleistungen bestenfalls mittelmäßig, was er auf häufige Unkonzentriertheit zurückführte, und man gab ihm bereits zu verstehen, dass er vom Betrieb nicht übernommen wird. Die exzessive Nutzung von Onlineglücksspielen wurde von einem sozialen Rückzug und dem Verlust an früheren Interessen und Hobbies (z.B. Sport) begleitet. War das Spielen nicht möglich, zeigte er deutliche Entzugserscheinungen, welche insbesondere durch Gefühle der inneren Anspannung und Unruhe sowie ausgeprägte Gereiztheit gekennzeichnet waren. Er beschäftigte sich gedanklich permanent mit dem Spiel (»craving«), versuchte, verlorenes Geld zurückzugewinnen (»chasing«) und zeigte zunehmend weniger Interesse an anderen Lebensbereichen, welche ihm zunehmend als reizlos erschienen. Aufgrund seiner massiven Schulden (ca. 20.000 Euro zum Zeitpunkt der Erstvorstellung bei der Ambulanz für Spielsucht) vollzog er delinquente Handlungen (Diebstahl von Wertgegenständen bei Angehörigen und Kreditkartenbetrug). Im Zusammenhang mit der prekären finanziellen Situation sowie zunehmenden Schuldgefühlen durch die Verheimlichung des Verhaltens vor wichtigen Bezugspersonen wie seiner Mutter berichtete der Patient zudem von Gefühlen der Anspannung und Schlafstörungen.

Behandlungsempfehlung

Vor dem Hintergrund, dass der Patient zum Zeitpunkt der Vorstellung in der Spezialambulanz bereits einige seiner zahlreichen Accounts für Sportwettenportale gelöscht hatte und insgesamt eine hohe Veränderungsmotivation vorwies, wurde zu einer störungsspezifischen ambulanten Psychotherapie mit verhaltenstherapeutischer Ausrichtung geraten.

Weiterer Verlauf

Der Patient trat die vereinbarte ambulante Psychotherapie an und konnte seine bereits eingeleitete Abstinenz fortführen. Im Laufe der Therapie konnten auslösende Gefühle und Situationen, die mit einer Steigerung des Spielverlangens einhergingen, identifiziert und wichtige persönliche Lebensziele herausgearbeitet werden. Im letzten Drittel der Psychotherapie erschien der Patient zunächst nicht mehr zu Terminen. Wenige Wochen später nahm der Patient erneut Kontakt zur Einrichtung auf und berichtete von einem Rückfall, in dessen Verlauf er den gesamten Geldbetrag, welcher ihm zur Finanzierung eines Autos von der Mutter zur Verfügung gestellt wurde, bei Sportwetten verloren hatte. Dies führte zu starken Schuld- und Schamgefühlen und einer schweren depressiven Krise, im Laufe derer er sich über mehrere Tage in seiner neu bezogenen Wohnung verbarrikadierte und auch Suizidgedanken aufgetraten. Der unerwartete Anruf eines früheren Freundes, den er im Verlauf des Gesprächs über seine Situation in Kenntnis setzte, führte schließlich dazu, wieder den Kontakt zur Behandlungseinrichtung zu suchen. Im anschließenden Therapiegespräch wurde der Rückfall aufgearbeitet und mit dem Patienten konkret zu ergreifende Maßnahmen bei einem erneuten Rückfallgeschehen besprochen. Die Psychotherapie wurde fortgeführt, und dem Patient gelang eine Wiederaufnahme der Abstinenz.

Quelle: nach Wölfling et al. 2015, S. 158 ff.

Einordnung 6.1

Das Glücksspiel – manchmal auch als Hazardspiel (aus dem Französischen: hasard; zu Deutsch: Zufall; abgeleitet aus dem Arabischen: az-zahr, der Mehrzahl von Spielwürfel) bezeichnet – ist ein (behördlicher Genehmigung bedürfendes) Spiel, bei dem Erfolg, Gewinn und Verlust ausschließlich oder vorwiegend vom Zufall abhängen und nicht vom Geschick oder von den Entscheidungen der Spieler. Glücksspiele sind prinzipiell als Wetten zu verstehen, da ein Betrag auf das Eintreten eines zufallsbedingten Ereignisses gesetzt wird. Geldeinsätze erhöhen dabei den Reiz und die Erregung (Petry 2003, S. 12). Glücksspiele haben auf die meisten Menschen eine erregende Wirkung. Die Möglichkeit, größere Summen zu gewinnen oder zu verlieren, führt zu einer inneren Anspannung und sorgt für den gewünschten Nervenkitzel (Wagener 2015, S. 5). Beispiele für Glücksspiele sind Roulette, Black Jack und Poker in lizenzierten Spielbanken, aber auch Geldspielautomaten in Tankstellen oder Spielhallen, Pferdewetten und Lotterien (z. B. Lotto 6 aus 49, Klassenlotterien).

Unter dem Begriff »Onlineglücksspiele« wird die Onlinebereitstellung von unterschiedlichen Glücksspieldiensten zusammengefasst: Hierzu zählen Sportwettdienste (einschließlich Pferdewetten), Kasinoglücksspiele, Differenzwetten (»spread betting«), Glücksspiele zur Verkaufsförderung, Glücksspiele von oder zugunsten von anerkannten karitativen oder gemeinnützigen Einrichtungen sowie Lotteriespiele. Das (mobile) Internet und andere interaktive technologische Plattformen (z. B. »Internet Protocol Television« [IPTV]) werden für verschiedene Zwecke genutzt: als Plattform für das Angebot an Glücksspieldiensten für die Verbraucher bzw. als Vertriebskanal (z. B. direkter Onlinekauf von Lotteriescheinen) sowie als Plattform, auf der die Verbraucher gegeneinander spielen oder wetten können (z. B. Wettaustausch oder Onlinepoker) (Europäische Kommission 2011, S. 14 f.).

In Deutschland wird der Glücksspielmarkt durch den Staatsvertrag zum Glücksspielwesen in Deutschland (Glücksspielstaatsvertrag – GlüStV) in seiner aktuellen Version von 2012 reguliert. Ein wesentliches Ziel dabei ist es, den Verbraucher- und Jugendschutz zu gewährleisten, das Entstehen von Glücksspiel- und Wettsucht zu verhindern und die Voraussetzungen für eine wirksame

Suchtbekämpfung zu schaffen. In vielen Punkten erfüllt der Glücksspielstaatsvertrag jedoch nach Auffassung von Experten dieses Ziel nicht. Auch im politischen Rahmen wird Kritik geübt. So mahnt die EU-Kommission insbesondere hinsichtlich der internetbasierten Angebote eine unsystematische und uneinheitliche Gesamtregulierung des deutschen Glücksspielmarktes an. Eine Arbeitsgruppe des Rates hat hingegen herausgestellt, dass Glücksspiele spezifischer Regelungen bedürfen.

Nach dem deutschen Glücksspielstaatsvertrag ist die Veranstaltung öffentlicher Glücksspiele im Internet grundsätzlich verboten – Lotterien und Sportwetten können in Ausnahmen erlaubt werden. Anders als die anderen Bundesländer trat Schleswig-Holstein dem Staatsvertrag jedoch erst nach dem Regierungswechsel 2013 bei, verfolgte bis dahin einen (liberaleren) Sonderweg und verteilte in Deutschland als erstes und einziges Bundesland Lizenzen für Onlinesportwetten und Onlinekasinos (die bestehenden Lizenzen von Schleswig-Holstein für Onlinekasinos laufen allerdings nach einer Übergangsfrist 2018 aus). Manche Anbieter umgehen jedoch das durch den Staatsvertrag formulierte Verbot, indem sie ihre Onlineglücksspiele illegal oder aus dem Ausland – oft aus Malta oder Gibraltar – anbieten. Der illegale Markt in Deutschland wird auf einen Marktanteil von 15,3 % am gesamten Glücksspielmarkt geschätzt, wobei dem Segment der Onlinekasinospiele mit 42,2 % der höchste Anteil am nichtregulierten Markt zugerechnet wird, dem Segment Onlinepoker mit 8,5 % der geringste Anteil (Glücksspielaufsichtsbehörden der Länder 2015, S. 10 ff.).

Neben dem Anbieten ist auch die Teilnahme an nichtlizenziertem Glücksspiel nach dem Strafgesetzbuch (§§ 284 u. 285 StGB) in Deutschland strafbar. Typischer Anwendungsfall sind Pokerrunden in Hinterzimmern. Geahndet werden kann die Teilnahme mit Freiheitsstrafen von bis zu sechs Monaten. Allerdings ist unklar bzw. wird in der strafgerichtlichen Rechtsprechung uneinheitlich beantwortet, ob eine Teilnahme auch dann strafbar ist, wenn die Nutzer von Deutschland aus über das Internet bei einem ausländischen Veranstalter mitspielen bzw. der ausländische Veranstalter zwar über keine deutsche Genehmigung verfügt, aber über eine Konzession seines Heimatlandes. So wurde in einer Pressemitteilung des Amtsgerichts München (2015) verkündet, dass sich Teilnehmer an in Deutschland nichtlizenzierten Onlineglücksspielen strafbar machen würden. Das Amtsgericht verwies dabei auf eine Entscheidung vom 26. September 2014 (Az. 1115 Cs 254 Js 176411/13). Gleichzeitig verweisen Rechtsexperten wie Hambach auf Strafrechtskommentare, die aufführen, dass »nach dem Wortlaut des § 284 I nicht unbedingt das Vorliegen einer inländischen Genehmigung erforderlich« ist und eine Strafbarkeit auch dann ausgeschlossen sein kann, wenn der Anbieter eine Genehmigung aus einem anderen Land besitzt (Schönke/Schröder/Hecker/Heine StGB § 284 2014, nach Hambach/Hambach 2015). Intransparenz bzw. Uneindeutigkeit in der Regulation und Rechtsprechung entsprechen nicht den Grundprinzipien der sogenannten »informed choice«, nach denen allen Spielern einfach verständliche, widerspruchsfreie Informationen über die Spiele, deren Regeln und Funktionsweisen leicht zugänglich zur Verfügung stehen sollten.

In der Literatur finden sich zahlreiche sprachliche Bezeichnungen für problematische Formen des Glücksspielverhaltens. Im deutschsprachigen Bereich werden Begriffe wie das abhängige, exzessive, süchtige oder pathologische Glücksspielen sowie »Glücksspielsucht« genutzt. Im englischsprachigen Bereich wird der Begriff »gambling« entsprechend durch spezifizierende Adjektive wie »excessive«, »obsessive«, »compulsive«, »addictive« oder auch »pathological« eingeengt.

Es gibt derzeit nur wenige Studien, in denen mögliche negative Folgen explizit der Onlineglücksspielsucht in den Fokus genommen werden. Es ist zu vermuten, dass zumindest teilweise die gleichen negativen Folgen wie beim Glücksspiel auftreten können. Hierzu zählen neben finanziellen Problemen vor allem Konflikte im familiären und sozialen Umfeld sowie Schuld- und Schamgefühle, depressive Symptome, psychosomatische Störungen, berufliche Probleme, Arbeitsplatzverlust, Verschuldung, Wohnungslosigkeit, kriminelle Taten und nicht zuletzt eine erhöhte Selbstmordgefährdung sowie erhöhter Suchtmittelgebrauch (z.B. von Alkohol). Bonnaire (2011) betont zudem den mit einer Onlineglücksspielsucht einhergehenden enormen Zeitverlust.

Wölfling et al. (2015, S. 166 f.) stellen Persönlichkeitsvariablen sowie Risiko- und Schutzfaktoren im Zusammenhang mit der Onlineglücksspielsucht heraus. Sie kritisieren, dass die Forschungslage zu Persönlichkeitsvariablen bei Onlinespielsucht ausgesprochen spärlich ist und konstatieren großen Forschungsbedarf, um Risikofaktoren und Überlegungen zur Prävention ableiten zu können. Vergleichbar zur Onlinespielsucht werden in der Literatur Hinweise identifiziert, nach denen das männliche Geschlecht gefährdeter zu sein scheint als das weibliche Geschlecht. Zudem wird vermutet, dass bei der Onlinespielsucht ähnliche Risikofaktoren eine Rolle spielen wie bei der Offlinespielsucht. Hierzu zählen negative Befindlichkeiten, Selbstwertprobleme, Defizite in der Selbstkontrolle, eine gesteigerte Impulsivität sowie eine hohe Ausprägung auf der Dimension Neurotizismus und eine geringe auf der Dimension Gewissenhaftigkeit.

Prävalenzen ausgewählter Studien

Die vorliegenden Prävalenzschätzungen eines pathologischen Onlineglücksspiels basieren – wie auch bereits im Zusammenhang mit den anderen untersuchten medienspezifischen Suchtformen – auf unterschiedlichen Methoden und kommen zu unterschiedlichen Ergebnissen. Zudem wird oft nicht explizit zwischen Glücksspielsucht und Onlineglücksspielsucht differenziert bzw. es bleibt unklar, ob beide Varianten in den Studien involviert sind.

Die Deutsche Suchthilfestatistik (DSHS 2015) verweist für das Jahr 2014 auf insgesamt 11.876 Hauptdiagnosen pathologischen Glücksspielens in ambulanten und stationären Einrichtungen. Damit hat die Hauptdiagnose pathologisches Glücksspielen mehr Fallzahlen als die stoffbezogene Hauptdiagnosegruppe Kokain. Pathologisches Glücksspielen rangiert hinter Alkohol, Cannabis, Opioiden und Stimulanzien auf Platz 5 der meist verbreiteten Süchte hinsichtlich der Fallzahl der betreuten bzw. behandelten Personen. Mit einem Verhältnis von 1:7 sind wesentlich mehr Männer von der Störung betroffen, wobei der Männeranteil höher ist als bei allen substanzbezogenen Störungen (in ambulanten und stationären Einrichtungen). Pathologische Glücksspieler gehören zu den älteren von Sucht betroffenen Personen (ambulant: 35 Jahre, stationär: 38 Jahre) (DSHS 2015, S. 36).

Eine von der Bundeszentrale für gesundheitliche Aufklärung (BZgA 2013) beauftragte Repräsentativbefragung bei der 16- bis einschließlich 65-jährigen Bevölkerung in Deutschland zeigt eine ermittelte Quote des pathologischen Glücksspielverhaltens von 0,82 % (männlich: 1,31 %, weiblich: 0,31 %) und des problematischen Glücksspielverhaltens von 0,68 % (männlich: 1,16 %, weiblich: 0,19 %). Am häufigsten ist das problematische Glücksspielen bei 18- bis 20-jährigen Männern anzutreffen (9,2 %). Die Bewertung des Glücksspielverhaltens in dieser Studie erfolgte auf der Grundlage des »south oaks gambling screen« (SOGS), einem international verbreiteten Verfahren zur Klassifizierung des Schweregrades glücksspielassoziierter Probleme bzw. Symptome (BZgA 2013, S. 8 ff.).

Wölfling et al. (2015, S. 162 f.) rekurrieren auf eine Studie von Müller et al. (2012): In einer repräsentativen Erhebung wurden 5.976 Jugendliche aus Nordrhein-Westfalen im Alter von 12 bis 19 Jahren befragt. Hierbei zeigte sich, dass problematisches Glücksspielverhalten bereits im Jugendalter auftritt. Die Prävalenz für problematisches Glücksspielverhalten in Nordrhein-Westfalen lag bei der beschriebenen Stichprobe bei 1,7 %. Als Screeninginstrument wurde »DSM-IV-MR-J« verwendet. Unter den unauffällig Spielenden wurde das Internet hinsichtlich des bevorzugten Ortes für die Spielteilnahme am dritthäufigsten genannt – nach Wettannahmestellen und Gaststätten. Insgesamt gesehen spielten problematisch Spielende im Vergleich zu den unproblematisch Spielenden häufiger im Internet und in Spielhallen, und für die Gruppe der problematisch Glücksspielenden ist die Prävalenz bezüglich der genutzten Spielform am höchsten für Internetkasinos, Internetsportwetten und Internetpoker.

Attraktivitätspotenzial 6.2

Die Attraktivitätspotenziale von Onlineglücksspielen heben sich von denjenigen des Glücksspielens in konkret-realer Sphäre ab. Zum einen werden sie durch die drei Kernfaktoren der »Triple-A-Engine« (Cooper et al. 1999a) abgedeckt: Hierzu zählen die Zugänglichkeit, Erschwinglichkeit und Anonymität (Kap. III.1.2). Die zahlreichen Onlineglücksspiele können bequem orts- und zeitungebunden genutzt werden. Während die Anfangsjahre des Onlinespielens durch ein zeitaufwendiges, schlichtes und wenig benutzerfreundliches Herunterladen und Speichern entsprechender Animationssoftware auf einem lokalen Rechner gekennzeichnet waren, lässt sich eine Spielteilnahme bei den führenden Onlineanbietern heute webbasiert realisieren. Ein Aufrufen der gewünschten Website und ein einmaliges Anlegen eines Benutzerkontos für die Identifikation reichen in aller Regel aus, um Onlineglücksspiele nutzen zu können (Heyer et al. 2005, S. 29).

Onlinekasinos bieten heute ein umfassendes Spieleangebot, es bestehen keine Warteschlangen. Während 1995 erst 24 Websites mit Glücksspielangeboten existierten (Möll 2014, S. 145), sind in den Statistiken für Juli 2015 insgesamt 3.366 Glücksspielwebsites enthalten (casinocity.com).

Zum anderen zeigen sich neue qualitative Attraktivitätspotenziale im Bereich der Visualisierung und Interaktivität. Mangelte es Mitte der 1990er Jahre noch an geeigneter Software, um das Kasinoambiente der Spielbanken realistisch abzubilden oder das Design von Automatenspielen attraktiv zu gestalten, ermöglichen moderne Softwarepakete komplexe Umsetzungen von Spielabläufen. In der Folge bedingen der Auf- und Ausbau spielanreizsteigernder Elemente inklusive multimedialer Animation rapide wachsende Umsatzzahlen in diesem Segment des Glücksspielmarktes (Heyer et al. 2005, S. 29). Hinzu kommen oftmals gewährte finanzielle Anreize für Onlineangebote, da die Betriebskosten beispielsweise von virtuellen Kasinos geringer sind als von stationären Angeboten, es werden umfassende Willkommensboni für »Ersteinzahler« in Aussicht gestellt.

Griffiths (2003) beschreibt, dass – wie von substanzgebundenen Süchten bekannt – eine einfache Zugänglichkeit zu verstärkten Problemen in der Gesellschaft hinsichtlich der Ausprägung von Suchtverhalten führt. Wölfling et al. (2015, S. 69 f.) erörtern unter Bezugnahme auf Griffiths, dass die gewohnte, häusliche Umgebung und die Anonymität dazu führen, dass riskantere Vorgehensweisen im Spiel an den Tag gelegt werden, natürliche Schranken verlorengehen. Spielende lassen sich bei Onlineglücksspielen schneller emotional involvieren und infolgedessen zu höheren Geldeinsätzen verleiten. Gleichzeitig kann der Spielende selbst durch die Anonymität ein Gefühl stärkerer Kontrolle haben und beispielsweise beim Onlinepokern einen Vorteil darin sehen, seine Mimik vor dem Bildschirm für andere Spieler zu verbergen.

Weitere Attraktivitätspotenziale von Onlineglücksspielen ergeben sich daraus, parallel und nahezu ohne zeitliche Verzögerung auf unterschiedliche Onlineangebote zurückgreifen zu können. Die Häufigkeit eines Spielereignisses lässt sich dadurch auf einfachere Weise erhöhen. Müssen beispielsweise die Nutzer von Glücksspielautomaten in Spielhallen beim gleichzeitigen Gebrauch von mehreren Automaten zwischen diesen hin- und herlaufen, so kann die Stimulation beim Onlineglücksspielen deutlich einfacher erhöht werden, indem in mehreren Browserfenstern parallel gespielt wird (Wölfling et al. 2015, S. 70). Die Verluste, die in einzelnen Spielen entstehen, können durch das parallele Spielen bzw. durch eine hohe Spielfrequenz einfacher verdrängt werden (Griffiths/Barnes 2008).

Phänomenologie und Diagnostik 6.3

Im Gegensatz zu den bislang vorgestellten spezifischen Ausformungen der Internetsucht (Onlinespiel-, Social-Network-, Onlinesex-, Onlinekaufsucht) ist die Glücksspielsucht ein definiertes Krankheitsbild, sowohl im Kriterienkatalog des ICD-10 als auch im DSM-5. Dennoch befindet sich die störungsspezifische Diagnostik der Glücksspielsucht im Vergleich zur fortgeschrittenen Diagnostik des Alkoholismus noch in ihren Anfängen (Petry/Gonzalez-Ibanez 2013, S. 60).

Durch die WHO wurde Spielsucht bzw. das pathologische (krankhafte) Spielen bereits 1992 als Krankheit anerkannt. Dabei bezieht sich der Begriff Spielsucht und pathologisches Spielen hier explizit auf das Spielen von Glücksspielen. Von einem pathologischen Glücksspielverhalten (Spielsucht) wird ausgegangen, wenn die Spieler nicht mehr vernunftgesteuert in Maßen spielen und erst dann mit dem Glücksspielen aufhören können, wenn kein Geld mehr verfügbar ist.

Im ICD-10 wird pathologisches Spielen – beispielsweise neben der Kleptomanie oder Pyromanie – in der Kategorie »Abnorme Gewohnheiten und Impulskontrollstörungen« (F63.0) geführt und wie folgt definiert: »Die Störung besteht in häufigem und wiederholtem episodenhaften Glücksspiel, das die Lebensführung des betroffenen Patienten beherrscht und zum Verfall der sozialen, beruflichen, materiellen und familiären Werte und Verpflichtungen führt.« Als diagnostische Kriterien ausgeschlossen bzw. abgegrenzt vom pathologischen Spielen werden »exzessives Spielen manischer Klienten«, »Spielen bei soziopathischer bzw. dissozialer Persönlichkeitsstörung« sowie gewohnheitsmäßiges »Spielen und Wetten« (Dilling 2008).

Eine genauere Operationalisierung der Hauptkriterien erfolgt im DSM-5. Die Diagnose des »pathologischen Spielens« war im DSM-IV den »Impulskontrollstörungen, nicht andernorts klassifiziert« zuzuordnen. Für das DSM-5 wurde der Begriff »gestörtes Glücksspielen« (»disordered gambling«) und die Zuordnung zu den Suchterkrankungen, also der Kategorie »Sucht und zugehörige Störungen«, vorgeschlagen. In mehreren Studien werden Gemeinsamkeiten von pathologischem bzw. gestörtem Glücksspielen und substanzbezogenen Störungen belegt (Petry 2006). Diese Ähnlichkeiten beziehen sich auf klinische Merkmale, Ätiologie, Komorbidität, Physiologie und Behandlung. Gestörtes Glücksspielen ist damit die erste stoffungebundene Sucht, die im DSM-5 in den Bereich von »Sucht und zugehörige Störungen« aufgenommen wurde (Rumpf et al. 2011a, S. 47). Dieser Schritt stellt einen Paradigmenwechsel dar, da stoffgebundene und stoffungebundene Suchterkrankungen nunmehr nosologisch gleichberechtigt nebeneinander stehen. Im DSM-5 werden mit Ausnahme des Kriteriums illegaler Aktivitäten alle Merkmale, wie sie im DSM-IV beschrieben wurden, übernommen. Die meisten Kriterien spiegeln Anzeichen einer klassischen Suchterkrankung wieder. Hierzu zählen Phänomene wie Toleranzentwicklung und Kontrollverlust (Hayer et al. 2014). Nach den Vorgaben des DSM-5 müssen mindestens vier Kriterien innerhalb eines Zeitraums von zwölf Monaten vorliegen, um die Diagnose des »pathologischen (Glücks-)Spielens« stellen zu können. Auch wenn sich in der Regel die Störung durch Glücksspielen eindeutig von der der »Internet gaming disorder« (Kap. III.2.3) abgrenzen lässt, können sich nach Rehbein et al. (2015a) Zuordnungsschwierigkeiten ergeben, zum einen, wenn Angebote in der Grauzone zwischen Computerspiel und Glücksspiel genutzt werden (sogenannte Glücksspielsurrogate). Zum anderen, wenn sowohl ein exzessives Glücksspielen als auch Computerspielen betrieben wird, und somit eine mögliche Komorbidität vorliegt.

Die meisten der aktuellen Screeningverfahren orientieren sich an den DSM-5-Kriterien, wie sie von der American Psychiatric Association skaliert wurden. Als pragmatisches Vorgehen im klinischen Bereich wird vorgeschlagen, zunächst zu erfragen, ob Erfahrungen mit einem der bekannten Glücksspiele vorliegen und anschließend einen vier Items umfassenden Fragebogen anzuwenden:

- Ich kann mit Glücksspielen erst aufhören, wenn ich kein Geld mehr habe.
- Verlieren ist eine persönliche Niederlage, die ich wettmachen möchte.
- Ich denke oft an das Glücksspielen und verspüre einen inneren Spieldrang.
- Zur Geldbeschaffung habe ich schon andere belogen oder betrogen.

Ein Trennwert von zwei positiv beantworteten Items kann als Kriterium für das Vorliegen einer Glücksspielproblematik angesehen werden.

Zu beachten ist jedoch, dass pathologisches Glücksspielen und pathologischer Internetgebrauch, speziell das »Onlinespielen«, häufig undifferenziert als

»Spielsucht« bezeichnet werden. Es handelt sich aber um grundsätzlich verschiedene Erkrankungen, die lediglich die selbstwertsteigernde Spielerfahrung teilen, nicht aber den mit dem Geldeinsatz und dem Zufallseinfluss verbundenen »Kick« des Glücksspielens (Petry/Gonzalez-Ibanez 2013, S. 60).

Diagnostische Kriterien des pathologischen Glücksspielens nach DSM-5

1. starke Eingenommenheit vom Glücksspiel (z. B. starke gedankliche Beschäftigung mit dem Nacherleben vergangener Spielerfahrungen oder der Geldbeschaffung für das Spielen)
2. Steigerung der Einsätze, um gewünschte Erregung zu erreichen
3. wiederholte erfolglose Versuche, das Spiel zu kontrollieren, einzuschränken oder aufzugeben
4. Unruhe o. Ä. beim Versuch, das Spiel einzuschränken oder aufzugeben
5. Spielen, um Problemen oder negativen Stimmungen (z. B. Gefühle von Hilflosigkeit, Schuld, Angst, Depression) zu entkommen
6. Wiederaufnahme des Glücksspielens nach Geldverlusten (dem Verlust »hinterherjagen«, oft am nächsten Tag)
7. Lügen gegenüber Dritten, um das Ausmaß des Spielens zu vertuschen
8. Gefährdung/Verlust wichtiger Beziehungen, des Arbeitsplatzes und der Zukunftschancen
9. Hoffnung auf Bereitstellung von Geld durch Dritte, um die durch das Spielen verursachte hoffnungslose finanzielle Situation zu überwinden

Quellen: nach Fauth-Büler/Romanczuk-Seiferth 2014, S. 49

Begleiterkrankungen

Die Hauptdiagnose pathologisches Glücksspielen hängt – den Angaben der DSHS (2015, S. 13) für das Jahr 2014 zufolge – häufig mit folgenden Einzeldiagnosen (schädlicher Gebrauch/Abhängigkeit) zusammen: Tabak (ambulant: 25 %, stationär: 68 %), Alkohol (ambulant: 12 %, stationär: 61 %), Amphetamine und MDMA (ambulant: 3 %, stationär: 8 %) und begrenzt Kokain (ambulant: 2 %; stationär: 6 %).

Wölfling et al. (2015, S. 168 f.) weisen neben der Korrelation zu anderen stoffgebundenen Abhängigkeitserkrankungen darauf hin, dass im Rahmen der PAGE-Studie (Meyer et al. 2011) 95,5 % der identifizierten pathologisch Glücksspielenden mindestens eine zusätzliche Achse-I-Störung aufwiesen. Im ICD-10 wird darunter eine aktuell auftretende psychische Störung verstanden, die die Lebensführung und unter Umständen auch die sozialen Beziehungen der Betroffenen massiv beeinträchtigt. Hinzu kommen Komorbiditäten aus dem Bereich der Achse-II-Störungen. So werden psychische Störungen bezeichnet, die sich durch ein langanhaltendes, überdauerndes Muster psychischer Auffälligkeiten kennzeichnen, die die Lebensführung der Betroffenen negativ beeinflussen. Am häufigsten sei hier die antisoziale Persönlichkeitsstörung (12 %) vertreten; es folgen die zwanghafte Persönlichkeitsstörung (11,9 %), die Borderline-Persönlichkeitsstörung (9,4 %) und die selbstunsichere Persönlichkeitsstörung (8,9 %). Wölfling et al. (2015, S. 167 f.) resümieren: »Es ist anzunehmen, dass die Ergebnisse zu einem großen Teil aufgrund der überlappenden Strukturmerkmale des Glücksspielverhaltens allgemein auf die Onlineglücksspielsucht übertragbar sind. Dabei muss jedoch darauf hingewiesen werden, dass dies lediglich eine hypothetische Annahme darstellt. Empirische Überprüfungen zu diesem Gegenstand fehlen, was den diesbezüglichen Forschungsbedarf unterstreicht.«

Interventionen und Therapien 7.

Die vorliegenden wissenschaftlichen Erkenntnisse lassen keine klaren Rückschlüsse für oder gegen bestimmte Bewältigungsstrategien bei Mediensucht bzw. Therapien und Interventionen zu. Es sind keine ausreichenden validen Wirkungsstudien verfügbar, sowohl im Zusammenhang mit einer allgemeinen Internetsucht als auch mit den vorangestellten typologischen Subformen der Onlinespiel-, Social-Network-, Onlinesex-, Onlinekauf- und Onlineglücksspielsucht. Es fehlen randomisierte Studiendesigns zur Validierung von Behandlungsansätzen sowie der Einsatz von Kontrollgruppen für valide Wirkungsvergleiche.

Wölfling et al. (2015, S. 174 ff.) stellen bisherige Forschungen zusammenfassend vor und kommen zu dem Schluss, dass aus den vorliegenden Erkenntnissen – die vor allem im Bereich kognitiv-verhaltensgesteuerter Ansätze, aber auch der Psychopharmakotherapie angesiedelt sind – Rückschlüsse für weitere Arbeiten gezogen werden können, die mit dem Ziel kontrollierter Internetnutzung verbunden sind. Verfügbare Dokumentationen von Therapien lassen auf ein phasenspezifisches Vorgehen in der Behandlung schließen (in einer diagnostischen, motivationsfördernden, verhaltensmodifizierenden und verhaltensverfestigenden Phase) und auf inhaltliche Schwerpunktsetzungen beispielsweise zur Kontrolle und Reduzierung von Internetnutzungszeiten, auf das Etablieren einer Tagesstruktur, den Aufbau von alternativen Aktivitäten in der »realen« Welt sowie auf die Gestaltung einer insgesamt angemessenen Freizeit (van Rooij et al. 2012). Verbesserungen werden u. a. in der emotionalen Regulationsfähigkeit und im Selbstmanagement, aber auch in der Verminderung assoziierter psychopathologischer Symptome wie Depressivität dokumentiert (Wölfling et al. 2015, S. 174). Psychoanalytische und tiefenpsychologische Ansätze der Suchttherapie erweitern darüber hinaus das Verständnis für innere Entwicklung und Konfliktregulation der Suchtbetroffenen und können klären, welche Ängste und Kränkungen durch das sucht- bzw. zwanghafte Verhalten abgewehrt werden sollen (Wöller 2007; Dally 2009; Subkowski 2009).

Für Mediensüchtige sind Tageskliniken ein sinnvoller Bestandteil der Versorgungsstruktur. Die tagesklinische Behandlung bietet in aller Regel den Vorteil, ein stationäres suchtmedizinisch-psychotherapeutisches Behandlungsangebot mit der Möglichkeit zu verbinden, die Abende und Wochenenden im vertrauten häuslichen Bereich zu verbringen und dabei auftretende Probleme im alltäglichen Lebensumfeld unmittelbar in die Therapie einzubringen bzw. die häusliche Umgebung therapiebegleitend sinnvoll umzugestalten. Zudem können Eigenverantwortung und Selbstständigkeit im Vergleich zu vollstationären Therapieangeboten besser gefördert bzw. von Anfang an beibehalten werden.

Wölfling et al. (2015, S. 189 ff.) stellen neben den stationären Behandlungsangeboten und den Tageskliniken auch weitere Möglichkeiten der Behandlung und Intervention bei Mediensucht vor. Hierzu zählen vor allem:

- tiefenpsychologische bzw. psychodynamische Therapieansätze als sinnvolle Ergänzung bzw. auch als Alternative zu einer kognitiv-behavioralen Therapie, speziell für Kinder und Jugendliche;
- Suchtberatungsstellen als zentrale (Erst-)Anlaufstelle für Betroffene von Mediensucht sowie für deren Angehörige;
- Selbsthilfeangebote, in aller Regel von Angehörigen organisiert sowie
- systemische Therapie- und Beratungsangebote, in deren Rahmen die Betroffenen als »Symptomträger« einer krankhaften Familien- oder Beziehungskonstellation verstanden und behandelt werden.

Neben diesen therapeutischen Beratungs- und Interventionsangeboten gibt es auch niederschwellige Angebote, die zum einen eine Selbstdiagnose der Betroffenen ermöglichen bzw. erleichtern (z. B. Selbstdiagnosefragebögen, -Apps), zum anderen im Wesentlichen übergreifende und zusammenfassende Informationen anbieten. Auch bestehen Veranstaltungsformate wie der »Safer Internet Day« bereits etwas länger und stellen insofern ein konstantes Angebot für Betroffene und Informationssuchende dar (Wölfling et al. 2015, S. 195).

Bedeutung der Mediensucht für Kinder und Jugendliche IV.

Einordnung 1.

Kinder werden heute unmittelbar in eine mediatisierte Welt hineingeboren und somit von Anbeginn mit digitalen Medien konfrontiert. Jugend- und Medienforscher haben die Bedeutsamkeit von Medien im Jugendalter vielfach hervorgehoben und ihren Zuwachs an Sozialisationsmacht im Vergleich zu anderen Instanzen wie Familie oder Schule betont (Braun 2014). Die Medien- und Internetnutzung ist für Kinder und Jugendliche damit fester Bestandteil ihrer alltäglichen Lebens- und Erfahrungsspielräume.

Nach den Daten der JIM-Studie von Feierabend et al. (2014) ist das Angebot an technischen Geräten zur Mediennutzung in Haushalten, in denen Jugendliche aufwachsen, sehr groß. Dabei sind die Nutzungsoptionen der verschiedenen Mediengeräte nicht mehr trennscharf. Inhalte aus dem Internet können über Computer, Laptop, Tablet-PC, Fernseher, Smartphone oder MP3-Player abgerufen werden. Gleichzeitig kann man über das Internet fernsehen und über das Smartphone Radio hören. Trotz dieser Annäherung vieler Gerätefunktionen ist das Medienrepertoire weiterhin sehr vielschichtig. Die konvergenten Nutzungsmöglichkeiten führen bisher nicht zu einer nennenswerten Reduzierung an Geräten. In praktisch allen Familien sind Handy, Computer/Laptop, Fernseher und ein Internetzugang vorhanden. Im Vergleich zum Vorjahr zeigt sich vor allem bei den Smartphones eine deutliche Steigerung (auf 94%). Auch Tablet-PCs sind mittlerweile in fast der Hälfte aller Haushalte vorhanden (Feierabend et al. 2014, S. 6).

Die Nutzung von Musik- und Filmangeboten und die Interaktion mit Computerspielen sind prägend, in aller Regel auch für spätere Gewohnheiten und Vorlieben medialer Inhalte. Bei der Erkundung der Onlinewelten setzen sich junge Menschen gerne über Altersgrenzen hinweg, erproben unterschiedliche digitale Identitäten und suchen teilweise bewusst die Konfrontation mit Inhalten, die aus erzieherischer Perspektive nicht für ihre Altersgruppe geeignet sind. Vor allem in der Pubertät kommt den neuen elektronischen Medien – und insbesondere dem Internet – eine Bedeutung zu, die von den weniger digital sozialisierten Erwachsenen oftmals nicht erfasst werden kann (Croll 2014, S. 4).

Wölfling et al. (2015, S. 242 f.) etwa konstatieren, dass die überwiegend in der sekundären Sozialisation durch andere Kinder und Jugendliche vermittelte Mediennutzung – und damit einhergehende Einstellungen und Werte – in der Lebenswelt Erwachsener oft nicht vertraut ist. Zugleich verstärken sich hier zwei Effekte: Zum einen ein Generationeneffekt, der aus einer primären Sozialisation zu einer bestimmten Zeit resultiert und somit spezifisches Wissen vermittelt. Zum anderen ein Lebenszykluseffekt, der auf veränderte Sichtweisen aufgrund eigener individueller Lebensveränderung im natürlichen Alterungsprozess zurückzuführen ist. Die daraus resultierende Distanz lässt Erwachsene oft emotional mit dem Thema Mediennutzung durch Kinder und Jugendliche umgehen. In diesem Spannungsfeld aus emotional besetzter elterlicher Erwartung und einem Zugehörigkeitsdruck zu anderen Kindern und Jugendlichen ergibt sich häufig eine destabilisierende Situation, die im Extremfall auch in der Ausbildung einer Mediensucht münden kann.

Letztlich besteht allerdings immer auch die Möglichkeit, dass der Begriff Mediensucht nichts anderes darstellt als die von der jetzigen Erwachsenengeneration benutzte Umschreibung des Tatbestands, wonach ein Kind oder Jugendlicher aus der Sicht von Eltern oder Erziehern zu oft im Internet ist, zu viel spielt oder zu viel Zeit mit sozialen Medien verwendet und die Erwachsenen selbst nicht nachvollziehen können, weshalb dies der Fall ist oder dies einfach grundsätzlich nicht gutheißen (Kunczik/Zipfel 2010, S. 8).

Ein durchaus problematischer Aspekt ist auch die mediale Berichterstattung im Themenfeld »Neue elektronische Medien und Suchtverhalten«, die einerseits zum Teil die Ergebnisse wissenschaftlicher Arbeiten dramatisiert und Risiken überbetont bzw. schlicht durch Unwissen geprägt ist (Dittmayer 2014). Andererseits werden die gleichen wissenschaftlichen Arbeiten seitens der Computerspielindustrie in der Regel beschwichtigend relativiert (Wölfling et al. 2015, S. 243).

Die in verschiedenen Studien ermittelten Prävalenzen für Mediensucht sind auch für Kinder und Jugendliche nicht konsistent, sondern schwanken stark. Gründe für diese heterogenen Befunde können – wie in Kapitel III illustriert – zum einen in einer mehr oder weniger präzisen Einengung der verschiedenen Medienanwendungen gefunden werden, auf die sich das problematische Verhalten beziehen soll. Als Hauptströmungen können hier Studien unterschieden werden, in denen sich auf die allgemeine Internetnutzung bezogen und solche, in denen explizit auf die Nutzung von Onlinespielen fokussiert wird. Zum anderen gibt es eine große Heterogenität bei den eingesetzten Diagnose- und Messinstrumenten, die auf der Grundlage verschiedener diagnostischer Kriterienkataloge konstruiert wurden.

In einem internationalen Literaturreview wurden für die Grundgesamtheit der jugendlichen Internetnutzer Anteile von »Internetsüchtigen« in einem Bereich von 0,8 bis 26,7 % ermittelt (Kuss et al. 2014). In einer Studie über das Internetsuchtverhalten europäischer Jugendlicher in insgesamt sieben Ländern wurde für die Gruppe der 14- bis 17-Jährigen eine Gesamtprävalenz für internetabhängiges Verhalten von 1,2 % (12,7 % gefährdet) beziffert. Länderspezifisch bedeutet dies: In Island zeigen 0,8 % der Befragten ein internetabhängiges Verhalten (7,2 % gefährdet), in den Niederlanden sind dies 0,8 % (11,4 % gefährdet), in Deutschland 0,9 % (9,7 % gefährdet), in Polen 1,3 % (12,0 % gefährdet), in Spanien 1,5 % (21,3 % gefährdet), in Griechenland 1,7 % (11,0 % gefährdet) und in Rumänien 1,7 % (16,0 % gefährdet) (Tsitsika et al. 2013, S. 38). Für die repräsentative Studie füllten insgesamt 13.284 14- bis 17-Jährige Fragebögen aus, pro Land waren es bis zu 2.000 Teilnehmende. Die zwischen Oktober 2011 und Mai 2012 durchgeführte Erhebung wurde um 124 Interviews mit Jugendlichen ergänzt, die Anzeichen eines Internetsuchtverhaltens zeigten (Dreier et al. 2013a, S. 3).

Um die Zeitstabilität von suchtartiger Internet- bzw. Mediennutzung zu untersuchen, müssen Längsschnitterhebungen durchgeführt werden, bei denen Kinder bzw. Jugendliche über einen längeren Betrachtungszeitraum beobachtet werden. Da Erhebungen mit diesem Studiendesign sehr aufwendig sind und das zu untersuchende Phänomen relativ neu ist, existieren zum jetzigen Zeitpunkt nur wenige Längsschnittstudien, deren Ergebnisse auch mit Blick auf die verwendeten Stichproben und Methoden nicht ohne Weiteres generalisiert werden können.

Hinsichtlich der allgemeinen Internetsucht bei Kindern und Jugendlichen ist die Studie von Chang et al. (2014, S. 1435 ff.) interessant. In dieser Längsschnittstudie wurden 2010 und 2011 insgesamt 2.315 taiwanesische Schüler im Alter von 15 bis 17 Jahren, von denen 52 % männlich waren, zu ihren Internetgewohnheiten befragt. Ein Ergebnis der Studie ist, dass zwei Drittel der untersuchten Jugendlichen mit auffälliger Internetnutzung auch beim zweiten Befragungsdurchgang ein exzessives Nutzungsverhalten an den Tag legten. Darüber hinaus konstatieren die Autoren, dass in Taiwan neue Informationstechnologien insgesamt gesellschaftlich sehr schnell angenommen werden. Dies zeigt sich auch darin, dass diese oft als eine »neue Form der Kinderbetreuung« eingesetzt werden, wenn beide Eltern berufstätig sind.

Eine weitere Längsschnittstudie ist die Untersuchung von Yu und Shek aus dem Jahr 2013, in der über einen Zeitraum von drei Jahren Schüler im durchschnittlichen Alter von 14,7 Jahren in Hong Kong zu ihren Nutzungsgewohnheiten im Internet befragt wurden. Die Zahl der befragten Schüler wurde pro Jahr immer höher: So wurden im ersten Jahr 3.325, im zweiten Jahr 3.638 und im dritten Jahr 4.106 Schüler in die Untersuchung miteinbezogen. War die Anzahl der Schüler mit exzessivem Internetgebrauch in den ersten beiden Jahren noch recht konstant (erstes Jahr: 26,4 %; zweites Jahr: 26,7 %), fiel die Anzahl im dritten Untersuchungsjahr auf 22,5 % ab. Eine mögliche Erklärung wäre die gestiegene Selbstkontrolle der Schüler über ihren Internetkonsum, die sich in den Jahren aufgrund der gestiegenen geistigen Reife eingestellt hat. Aber auch das gestiegene Lernpensum könnte für den Rückgang verantwortlich sein (Yu/Shek 2013, S. 12 ff.).

Im Bereich des exzessiven Onlinespielens existieren weitere Längsschnittstudien, die eingeschränkte Aussagen über die Zeitstabilität der diesbezüglichen auffälligen Mediennutzung zulassen. In einer Untersuchung aus dem Jahr 2011 wurden ca. 3.000 Schüler aus Singapur über zwei Jahre hin befragt. Einschränkend muss angemerkt werden, dass von den sechs Schulen fünf reine Jungenschulen waren. Das Spielverhalten der Schüler wurde an drei Punkten innerhalb dieses Zeitraums erfragt, wobei der Prozentsatz der Schüler mit pathologischem Spielverhalten zum ersten Messzeitpunkt bei 9,9 %, beim zweiten bei 8,8 % und zum letzten noch bei 7,6 % lag. Obwohl die Anzahl der Schüler mit einem pathologischen Spielverhalten abgenommen hat, blieben dennoch 84 % der pathologisch spielenden Schüler ihrem Verhalten treu, was für eine gewisse Zeitstabilität der Onlinespielsucht spricht (Gentile et al. 2011, S. e320 ff.).

Eine weitere Erhebung über die Effekte des pathologischen Onlinespielens kommt von Lemmens et al. aus dem Jahr 2011, in der insgesamt 851 holländische Jugendliche innerhalb von zwei Jahren zu ihrem Spielverhalten befragt wurden. Die Stichprobe bestand zu 51 % aus männlichen und zu 49 % aus weiblichen Jugendlichen. Die Studienergebnisse verdeutlichen, dass pathologisches Spielverhalten zeitstabil ist, das Spielen von Onlinespielen jedoch nicht notwendigerweise zu einem pathologischen Nutzungsverhalten führt. Des Weiteren konnte auch eine Korrelation zwischen suchtartigem Onlinespielen und einer gestiegenen Aggression nachgewiesen werden (Lemmens et al. 2011, S. 38 u. 45).

Scharkow et al. (2014) führten in Deutschland eine erste Längsschnittstudie durch, die ebenfalls auf zwei Jahre angelegt war. Bei der ersten Befragungsrunde nahmen 4.500 Personen teil, in der zweiten waren es 2.190 und in der letzten noch 902 Teilnehmer. Da aufgrund der verwendeten Kriterien zur Diagnostizierung von pathologischem Onlinespielen nur drei Teilnehmer der Studie ein entsprechendes Verhalten an den Tag legten, richtete sich die Befragung auf ein problematisches Nutzungsverhalten. Zum ersten Messzeitpunkt zeigten 3,7 % der Personen ein problematisches Nutzungsverhalten, zum zweiten waren dies 3,2 % und zum letzten noch 2,7 %. Darüber hinaus lies 1,0 % der Teilnehmer über den gesamten Verlauf ein problematisches Spielverhalten erkennen. Scharkow et al. (2014, S. 1910 ff.) kommen zu dem Ergebnis, dass die große Mehrheit der befragten Personen ein stabiles, unproblematisches Nutzungsverhalten aufwies und in dieser repräsentativen Stichprobe auch die Anzahl der Personen mit problematischem Computerspielverhalten sehr gering war.

Vor dem Hintergrund der empirischen Erkenntnisse kann festgestellt werden, dass die Forschung insgesamt vielfältiger geworden ist, die Betrachtung sich jedoch meist auf kleinere Stichproben und einzelne Erhebungszeitpunkte beschränkt bzw. nur geringe Haltequoten über die verschiedenen Befragungszeitpunkte realisiert werden können. Zudem ist der Forschungstand auch sehr heterogen, die wenigen vorliegenden Studien führen zu keinem eindeutigen Ergebnis.

Im Diskurs hinsichtlich des Auftretens von exzessivem, problematischem bzw. pathologischem Mediengebrauch bei Jugendlichen bestehen Kontroversen im Hinblick auf die Frage, ob es sich bei diesem Verhalten um eine zeitbezogene Phase stärkerer Mediennutzung handelt oder ob es ein zeitstabiles Suchtphänomen ist. In der medizinischen Praxis werden immer wieder Fälle von spontanen Verhaltensänderungen und dem Nachlassen der Mediennutzung berichtet (Remission). Vor diesem Hintergrund durchlaufen viele Jugendliche »Phasen« mit gesteigertem oder gar fokussiertem Interesse an bestimmten Themen oder Aktivitäten (Wölfling et al. 2015, S. 243). Diese können auch ohne externe, professionelle Intervention (z. B. Psychotherapie oder spezifische Gruppenprogramme) wieder enden (sogenannte Spontanremission) beziehungsweise durch neue »Phasen« abgelöst werden. So ist etwa aus der Entwicklungspsychopathologie bekannt, dass bestimmte riskante bzw. dysfunktionale Verhaltensweisen, wie etwa der Konsum von Rauschmitteln oder das Ausführen antisozialen Verhaltens, ebenso wie das Auftreten psychischer Probleme (z. B. juvenile depressive Verstimmungen) im Jugendalter nicht zwangsläufig in eine fortbestehende Problematik oder Psychopathologie, die sich im Erwachsenenalter fortsetzt, münden müssen. Da auch eine vorübergehende exzessive Spielnutzung beispielsweise zulasten von Schulleistungen, Schlafbilanz oder Familienfrieden gehen kann, seien diese Fälle vor allem als erzieherische, nicht aber therapeutische Herausforderung einzustufen (Wölfling et al. 2015, S. 247).

Dennoch zeigen die bisherigen wissenschaftlichen Erkenntnisse, dass ein Teil der Kinder und Jugendlichen aufgrund ihres Mediennutzungsverhalten unter sozialen, psychischen und gesundheitlichen Problemen leidet und dass es zumindest einen gewissen Anteil von Jugendlichen mit einem beständigen exzessiven Mediennutzungsverhalten gibt. Neben der Zeitstabilität von exzessiver Mediennutzung ist das soziale Umfeld von Kindern und Jugendlichen eine wichtige Bestimmungsgröße für das Mediennutzungsverhalten. Dabei kommt dem Handeln in den Familien aus verschiedenen Gründen eine besondere Rolle zu. Hierfür sind mindestens vier Gründe ausschlaggebend (Kammerl 2013, S. 15f.): Erstens sind es in der Regel Familienangehörige, die eine problematische Internetnutzung wahrnehmen und darauf aufmerksam machen. Zweitens können Eltern durch ihre (Medien-)Erziehung positiven wie negativen Einfluss auf den Mediengebrauch ihres Kindes nehmen. Drittens stellen sie eine Ressource dar, um ein bestehendes Problem zu lösen. Auch in der Adoleszenz ist die Bewältigung von Entwicklungsaufgaben nicht nur vom Jugendlichen abhängig, sondern ebenso vom Verhalten der Eltern. Die Eltern können daher viertens aber auch eine Ursache für die exzessive Internetnutzung der Jugendlichen sein.

Kammerl et al (2012) zeigen auf, dass auch ohne eine pathologische bzw. sogar ohne eine überdurchschnittliche Nutzungsweise bei Kindern und Jugendlichen über die Mediennutzung häufig Konflikte und Streitigkeiten entstehen.

Dabei reicht die exklusive Wahrnehmung einer exzessiven Nutzungsweise bei den Eltern aus, um ähnliche Streitigkeiten zu generieren, wie sie Folge einer pathologischen Nutzung sind. Dies ist ein wichtiger Hinweis für die Notwendigkeit von weiterer Aufklärung bzw. der Bereitstellung von Orientierungswissen. Durch die medienzentrierte Sichtweise der Eltern bleiben andere Faktoren, die zu einer exzessiven oder pathologischen Computer- und Internetnutzung führen können, im familiären Kontext oft (unnötig lange) unerkannt und unbehandelt. Zudem können Eltern ohne entsprechendes Wissen keine wirklich angemessenen medienerzieherischen Maßnahmen ergreifen (Kammerl et al. 2012, S. 134).

Wölfling et al (2015, S. 248) erläutern, dass eine intensive Nutzung, die zeitweise von exzessiven Zügen begleitet werden kann, häufig von Eltern überkritisch beurteilt wird. Erschwert wird die Einschätzung der Nutzung ohnehin dadurch, dass Kinder und Jugendliche zunehmend »immer on(line)« sind. Zugleich gelten Heranwachsende und insbesondere Jugendliche im Altersbereich von 14 bis 17 Jahren als besonders anfällig für die exzessive oder problematische Nutzung von neuen elektronischen Medien, die in einen suchtartigen Konsum münden kann. Der Grund hierfür ist, dass Kinder und Jugendliche nicht immer in der Lage sind, Situationen angemessen zu beurteilen oder ihre Grenzen angemessen fassen zu können. Hohe Nutzungszeiten korrelieren zwar mit einer problematischen bzw. suchtartigen Internetnutzung, lassen jedoch nicht zwangsläufig auf diese schließen. Zusätzlich ist anzumerken, dass eine exzessive Mediennutzung entwicklungsspezifische Hintergründe haben kann und eine intensive Nutzung nicht per se mit einer pathologischen Nutzung gleichzusetzen ist. Wenn jedoch ein suchtartiges Nutzungsverhalten vorliegt, geht hiermit ein deutlich verringertes psychosoziales Funktionsniveau einher und eine entsprechende therapeutische Intervention kann hier notwendig werden (Tsitsika et al. 2013).

Um eine exzessive Nutzung besser charakterisieren zu können, wurde in einer qualitativen Studie, bei der insgesamt 124 Kinder und Jugendliche in sieben europäischen Ländern befragt wurden, das »Modell der Vier« entwickelt (Dreier et al. 2013a, S. 10 ff.). Als Haupterhebungsinstrument wurde der »Internet Addiction Test« von Young (1998) eingesetzt. Für die Befragung wurden Jugendliche ausgewählt, die im Test mehr als 30 Punkte erzielten (Dreier et al. 2013b, S. 97). Das Vierfeldschema unterscheidet zwischen adaptiven und maladaptiven Strategien zur Bewältigung des Phänomens »immer online« und bietet die Möglichkeit einer Klassifikation des exzessiven Nutzungsverhaltens Jugendlicher in Typ A »im Netz gefangen«, Typ B »alles auf die Reihe bekommen«, Typ C »erfolgreich selbstregulieren« und Typ D »Zeit totschlagen«. Diese Nutzungstypen unterscheiden sich in ihrem Verlangen nach Onlineaktivitäten (»online craving«) und und ihrer Anteilnahme an der realen Welt

(»offline engagement«) und können zusätzlich durch adaptive und maladaptive Nutzungsstrategien identifiziert werden. Als maladaptive Strategien gelten (1) das Umgehen elterlicher Kontrolle, (2) das Bagatellisieren und letztlich (3) das Legitimieren der exzessiven Internetnutzung. Adaptive Strategien sind (1) die Selbstkontrolle, (2) die Priorisierung und (3) das Ausprobieren von Offlinealternativen. Die genannten Parameter Selbstregulation und Änderungsmotivation, »online craving« und »offline engagement« sowie die adaptiven und maladaptiven Nutzungsstrategien lassen eine eindeutige Zuordnung des Nutzungsverhaltens im »Modell der Vier« und damit eine exakte Klassifikation des exzessiven Internetnutzungsverhaltens zu. Basierend auf dieser Einordnung lassen sich Handlungsoptionen ableiten (Dreier et al. 2013a).

Für die Umsetzung von Gestaltungszielen im Kontext der weiteren Entwicklung der Mediennutzung durch Kinder und Jugendliche rücken verschiedene Akteursgruppen in den Mittelpunkt, deren Kompetenzen und Einflussmöglichkeiten durchaus unterschiedlich sind. So wird bemängelt, dass bestehende Strukturen eine erforderliche Kompetenzbündelung und steuernde Handlungsfähigkeit der Politik hemmen. Dies mündet beispielsweise darin, dass reguläre Alterskennzeichen und die damit verbundenen effektiven Altersverifikationen nur für den Bereich der datenträgergebundenen Spiele bestehen, die noch klassisch im Einzelhandel erworben werden (Rehbein et al. 2014, S. 161). Auch Studien, bei denen die Mediennutzungsgewohnheiten von (Klein-)Kindern und Jugendlichen genauer betrachtet und bei denen Nutzungsmuster und Wirkungszusammenhänge auch langfristig empirisch erfasst wurden, zählen weiterhin zu den Desideraten der Forschung.

Risiko- und Gefährdungspotenziale 2.

Die Nutzung neuer elektronischer Medien ist nicht nur mit Chancen, sondern auch mit Risiko- und Gefährdungspotenzialen verbunden. Besonders für Kinder und Jugendliche, die ständig nach neuen Herausforderungen suchen, können die Onlinewelten zum zentralen Lebensraum mit Sogwirkung und ganz eigenem Suchtpotenzial werden.

Es gibt heute verschiedene Ansätze zum spezifischen Schutz von Kindern und Jugendlichen vor dem Kontakt mit Substanzen und Verhaltensangeboten, die sich beeinträchtigend oder entwicklungsgefährdend auf sie auswirken können. Klassische Ansätze sind insbesondere aus dem Alkohol- und Tabakbereich bekannt: So gibt es seit 2003 Warnhinweise auf Zigarettenpackungen, für den Glücksspielbereich besteht nach geltendem Recht ein generelles Mindestalter von 18 Jahren für den Aufenthalt in öffentlichen Spielhallen oder ähnlichen vorwiegend dem Spielbetrieb dienenden Räumen (Rehbein et al. 2014, S. 161).

Mit der zunehmenden Durchdringung des alltäglichen Lebens mit elektronischen Medien besteht der Bedarf, Kinder und Jugendliche auch hier vor spezifischen Risiko- und Gefährdungspotenzialen angemessen und sinnvoll zu schützen. Nach Wölfling et al. (2015, S. 251 ff.) werden die frühkindliche und adoleszente Entwicklung des Gehirns unter besonderer Berücksichtigung neuer elektronischer Medien aufgeführt.

1. Frühkindliche Entwicklung:
   - Für Kinder unter zwei Jahren bestehen Risiken für negative Folgen des Medienkonsums (z. B. erhöhtes Risiko für Entwicklungsverzögerungen, sprachliche Defizite, Verschlechterung der Exekutivfunktionen).
   - Für Kinder über zwei Jahre bestehen Chancen auf positive Folgen des Medienkonsums qualitativ hochwertiger und pädagogisch sinnvoller Medieninhalte (z. B. bessere soziale und sprachliche Fertigkeiten, frühere Schulreife).
   - Gleichzeitig werden negative Folgen des Medienkonsums von altersinadäquaten Inhalten oder aufgrund erhöhter Nutzungszeiten benannt (z. B. schlechtere Leistungen in Exekutivfunktionen, defizitäre Sozialfertigkeiten, Schlafprobleme, niedrige emotionale Reaktivität).
   - Nicht zuletzt bestehen auch für Grundschulkinder Risiken für negative Folgen des frühen Medienkonsums im Kleinkindalter (z. B. Aufmerksamkeitsstörungen, verminderte Gedächtnis- und Schulleistung).
2. Adoleszente Entwicklung:
   - Im Jugendalter besteht oft eine erhöhte Präferenz von (spannungsgeladenen, auch gewalthaltigen) Medien, auch bedingt durch die unterschiedlichen Entwicklungsverläufe der belohnungsassoziierten und regulatorischen Hirnregionen bei erhöhter Sensitivität für die belohnungsassoziierten Regionen.
   - Ein höherer motivationaler Antrieb, neue Erfahrungen zu erleben, verbunden mit einem noch unreifen Kontrollsystem könnte Jugendliche somit dazu prädisponieren, vermehrt impulsive Handlungen und risikoreiches Verhalten (z. B. Substanzmissbrauch, Glücksspielen, exzessive Internetnutzung) zu zeigen.
   - Der Beginn von Abhängigkeitserkrankungen liegt oft im Jugendalter. Mit der Ausreifung des Gehirns (präfrontaler Kortex) in der späten Pubertät lässt das vermehrte Aufsuchen von neuen Erfahrungen nach.
   - Die Folgen der Nutzung von Computerspielen durch Jugendliche werden in der Wissenschaft kontrovers diskutiert. In einigen Studien (z. B. Gee 2003) wird von positiven Wirkungen berichtet (z. B. verbesserte kognitive Leistungen, Ermöglichung von sozialem und situativem Lernen).

- Die negativen Folgen bei internetsüchtigen Jugendlichen werden auf neurobiologischer Ebene adressiert (niedrigere Dichte der grauen Hirnsubstanz) sowie durch Einschränkungen der Leistungsfähigkeit (z.B. schlechtere Schulleistungen, reduzierte Konzentrationsfähigkeit) und aggressive Verhaltensweisen (z.B. erhöhte Feindseligkeit). Weiterhin werden in einzelnen Studien negative Folgen im psychosozialen und gesundheitlichen Bereich (z.B. Kopfschmerzen, Erschöpfung, depressive Verstimmungen) aufgezeigt.

Die wissenschaftliche Situation ist insgesamt durch kontroverse Erkenntnisse gekennzeichnet. Es liegen derzeit vorwiegend Wirkungsstudien zum Fernseh-, vereinzelt auch zum Spielekonsum vor. Valide Wirkungsforschungen im Kontext internetfähiger (mobiler) Endgeräte liegen wenig bis gar nicht vor, dies gilt insbesondere für die frühkindliche Phase. Hinzu kommt, dass es keine belastbaren Forschungsergebnisse zu der Frage nach der zeitlichen Stabilität sowie nach mittel- und langfristigen Auswirkungen eines (remittierten) Problemverhaltens in Bezug auf die Internetnutzung durch Jugendliche gibt.

Diesbezüglich formulieren Wölfling et al. (2015, S.261): »Im Sinne eines Vulnerabilitäts-Resilienz-Ansatzes muss es Ziel der Forschung sein, Erkenntnisse darüber zu sammeln, unter welchen Voraussetzungen eine exzessive Nutzung remittiert bzw. folgenlos bleibt und unter welchen eine längerfristige Problematik zu erwarten steht. Unabhängig davon ist im Kontext des normativen Austestens von Grenzen im Jugendalter ein besonderes Augenmerk auf das Suchtpotenzial einiger Anwendungen zu legen. Es existieren vielfache Hinweise auf negative Auswirkungen eines exzessiven Internet- und Computerpielnutzungsverhaltens auf die psychosoziale Entwicklung im Jugendalter, was die Umsetzung entsprechender protektiver Maßnahmen erforderlich erscheinen lässt.«

Empirische Erkenntnisse aus Workshops 3.

Im Rahmen des TAB-Projekts wurden durch das Gutachterkonsortium (Wölfling et al. 2015) insgesamt fünf Workshops mit Kindern und Jugendlichen konzipiert, durchgeführt und ausgewertet. Auf den aktuellen wissenschaftlichen Erkenntnissen rund um das Thema »neue elektronische Medien und Suchtverhalten« aufbauend wurden in den Workshops ausgewählte Perspektiven von Kindern und Jugendlichen auf das Thema »Neue elektronische Medien und Suchtverhalten« erhoben. Vier der Workshops wurden im Rahmen einer Veranstaltung von Medienscouts im ZDF zum »Safer Internet Day« durchgeführt, der durch das Pädagogische Landesinstitut Rheinland-Pfalz organisiert wurde. Ein weiterer Workshop wurde in Hannover in einer achten Klasse einer Hauptschule durchgeführt. Insgesamt nahmen an den Workshops 100 Jugendliche zwischen 12 und 16 Jahren aus den Klassenstufen 7 bis 10 teil.

Die Diskussionsergebnisse der fünf Workshops werden im Folgenden zusammenfassend dargestellt (Wölfling et al. 2015, S. 264 ff.):

- Die Diskussionsbeiträge der Kinder und Jugendlichen lassen in ihren Deutungsmustern und Erklärungsansätzen auf ein multifaktorielles Verständnis von suchartiger Mediennutzung und Mediensucht schließen. Es wurden Faktoren im Wirkungsdreieck von Umwelt, Individuum und Substanz benannt (z. B. familiäre Probleme, Schulstress, Sprach- und Integrationsprobleme, Suchtmittel) und typische Wirkungskreisläufe (»Teufelskreise«) beschrieben.
- Von den Kindern und Jugendlichen werden Parallelen zwischen substanzgebundener und substanzungebundener Sucht bzw. Abhängigkeit hergestellt. Als emotionale Folgen einer Medienabhängigkeit werden aggressive und unausgeglichene Eigenschaften assoziiert. Von den Kindern und Jugendlichen werden auch mediale Abstinenzräume und -zeiten insbesondere in gesundheitsassoziierten Lebensbereichen empfohlen (z. B. Schlafbereich).
- Von den Kindern und Jugendlichen werden unterschiedliche Kompetenzniveaus im Vergleich zur »Erwachsenenwelt« beschrieben. Maßnahmen, die von Erwachsenen (Eltern, Pädagogen etc.) zur Regulation des Mediennutzungsverhaltens ergriffen worden sind, können von den Kindern und Jugendlichen daher oftmals schnell und ohne Kenntnis der Erwachsenen umgangen werden.
- Von den Kindern und Jugendlichen werden Wissenslücken im Zusammenhang mit dem konkreten Mediennutzungsverhalten der Kinder und Jugendlichen beschrieben. Oft wissen die Eltern demnach beispielsweise nicht, welche Onlinespiele die Kinder spielen und mit welchen Altersklassifikationen die genutzten Spiele korrelieren.
- Von den Kindern und Jugendlichen werden unterschiedliche Wertemuster im Umgang mit Medien bei Kindern und Jugendlichen einerseits und bei Erwachsenen andererseits beschrieben. So werden »Vorurteile« gegenüber Intensivonlinespielern proklamiert, die Eltern seien oft (zu) besorgt über die möglichen Langzeitfolgen der Mediennutzung bei ihren Kindern. In diesem Sinne werden auch Informations- und Lernmaterialien im Umfeld der Medienbildung als »dämonisierend« oder »pauschalierend« be- bzw. verurteilt.
- Von den Kindern und Jugendlichen wird die Kommunikation »auf Augenhöhe« mit den Erwachsenen gewünscht. Dies beinhaltet auch die gemeinsame Aushandlung von klaren Regeln im Umgang mit den neuen Medien, zum Beispiel in der Familie oder in der Schule.

Interventionen und Therapien 4.

Es wird nahegelegt, für die Thematik »Neue elektronische Medien und Suchtverhalten« bereits in der vulnerablen Phase des Kinder- und Jugendalters zu sensibilisieren. Im wissenschaftlichen Diskurs werden hierfür verschiedene Instrumente vorgeschlagen:

- *Stärkung der Lebens- und gesundheitlichen Kompetenzen von Kindern und Jugendlichen*: In der modernen Suchtprävention bei Kindern und Jugendlichen sollen insbesondere die sogenannten Lebenskompetenzen gestärkt werden, um die Resilienz gegen Suchtmittel insgesamt zu erhöhen. Lebenskompetenzen (»life skills«) bezeichnen dabei jene Fähigkeiten, die einen angemessenen Umgang sowohl mit den Mitmenschen als auch mit Problemen und Stresssituationen im alltäglichen Leben ermöglichen. Solche Fähigkeiten sind bedeutsam für die Stärkung der psychosozialen Kompetenz (WHO 1994).
- *Aufbau von Selbstregulationskompetenzen*: In der Suchtprävention bei Kindern und Jugendlichen zeigt sich, dass das Phänomen Sucht nur schwer bzw. erfolglos allein durch Informations- und Aufklärungsarbeit zu bearbeiten ist. Vielmehr ist es sinnvoll, der Zielgruppe der Kinder und Jugendlichen einen Selbstschutz anzueignen, der in allen Lebenssituationen der einzelnen Kinder und Jugendlichen intern präsent ist. Der Bereich der Selbstregulationskompetenzen umfasst dabei die unterschiedlichen Reaktionsweisen von Kindern und Jugendlichen, die bei der Verhaltensregulation möglich sind, wenn es zu Abweichungen zwischen der Ideal- oder Sollnorm und dem tatsächlichen Mediennutzungsverhalten kommt.

In der wissenschaftlichen Diskussion wird auch argumentiert, den Kindern und Jugendlichen im Sinne einer erfolgreichen Stärkung der Lebens- und Selbstregulationskompetenzen (medien)alternative Angebote und Verhaltensmöglichkeiten nahezubringen. Hierzu zählen explizit auch das Angebot und die Gestaltung medienfreier bzw. -abstinenter Zeit.

Als Akteure für die Umsetzung dieser Maßnahmen sind Eltern, pädagogische Fachkräfte (Erzieher, Lehrer, Sozialarbeiter etc.), Schul- und Kinderärzte sowie die Kinder und Jugendlichen selbst gefordert. Letztlich ist es für einen Präventionserfolg auch wesentlich, ein möglichst klares Verständnis von abweichendem bzw. ungesundem Mediennutzungsverhalten verfügbar zu haben und auch etwaige Frühwarnsymptome im Falle des Überschreitens sinnvoll interpretieren zu können.

Positiv hervorzuheben ist das familienorientierte Präventionsprogramm »ESCapade – Familienorientierte Intervention bei problematischer Computernutzung« des Bundesministeriums für Gesundheit. Das Modellprojekt für

Jugendliche mit problematischer Computernutzung wurde in den Jahren 2010 bis 2012 (Transferphase: 2013) durchgeführt und richtete sich an Familien mit Kindern im Alter von 13 bis 18 Jahren. Um eskalierenden Auseinandersetzungen über die Computernutzung, die letztlich alle Familienmitglieder belasten, zu begegnen, wurden verschiedene Interventionsmaßnahmen für die beteiligten Akteure der Familien durchgeführt und während des gesamten Projektverlaufs wissenschaftlich begleitet und evaluiert. Im Ergebnis wurde das Ziel einer Verbesserung des Computernutzungsverhaltens der Jugendlichen durch die Intervention erreicht und hatte auch nach sechs Monaten noch Bestand (Fachstelle für Suchtprävention Drogenhilfe Köln 2013).

Seit einigen Jahren werden für die Zielgruppe Kinder und Jugendliche verstärkt Präventionsansätze fokussiert, die (Laien-)Multiplikatoren aus »den eigenen Reihen der Kinder und Jugendlichen« einsetzen (Christoph/Heckmann 2007). Die Peergroup gewinnt damit an Bedeutung. Mit »Peergroup« ist eine Primärgruppe von Personen in gleicher sozialer Lage gemeint, insbesondere dann, wenn Gleichheit in Bezug auf mehrere Merkmale vorliegt, hier also eine Gruppe von Jugendlichen etwa gleichen Alters, weitgehend gleicher Gesinnung und oft auch aus der gleichen sozialen Schicht.

Wölfling et al. (2015, S. 291 ff.) erläutern unter Bezugnahme auf Kern-Scheffeldt (2005) sowie Schlömer (2003) die Entwicklung zusammenfassend: Peergroups grenzen sich im Jugendalter deutlich von erwachsenen Bezugspersonen ab, indem sie einen Gegenpol zur Behütung durch das Elternaus mit der Möglichkeit der Entwicklung von eigenen Interessen und Fähigkeiten bieten. Diese Peergroups wirken weniger durch eine belehrende Wissensvermittlung, sondern durch das Einstehen für bestimmte Werte und Grundsätze sowie das Verkörpern von Rollenmodellen, z. B. im Umgang mit Medien oder Glücksspielen. Peergroups erfüllen eine ganze Reihe von wichtigen Funktionen. Neben der gemeinsamen Bewältigung von Entwicklungsaufgaben in der Adoleszenz (z. B. Ablösung vom Elternhaus, Entwicklung einer eigenständigen Persönlichkeit, Experimentieren mit der eigenen Geschlechtsrolle) sind für den Kontext der Prävention vor allem Gruppenprozesse wichtig, die das Gesundheitsverhalten beeinflussen können. Diese Beeinflussungen können, wie im Fall von Alkohol und Zigaretten oder anderen Drogen, negativer Art sein.

Demgegenüber versuchen Peergroup-Bildungsansätze die sozialen Prozesse zu nutzen, um gesundheitsförderliches Verhalten anzuregen. Durch die Funktion von Peers als Bezugs- und Orientierungspunkte werden sonst übliche Hierarchiestrukturen bei Anwesenheit von Erwachsenen aufgeweicht, sodass Denkanstöße, Wissen und Ratschläge auf Basis des gleichen sozialen Status und gemeinsame Interessen leichter angenommen und verinnerlicht werden können – der Austausch mit mitunter selbstbetroffenen Peers erhöht die Glaubwürdigkeit der Aufklärungsbotschaften (Wölfling et al. 2015, S. 291 f.).

Stakeholder Panel TA zur Mediensucht V.

Seit 2013 verfolgt das TAB im Rahmen seiner Aktivitäten den neuen Schwerpunkt »Diskursanalyse und Dialog mit gesellschaftlichen Akteuren«. Dabei steht die gesellschaftliche Bedarfsanalyse im Rahmen neu zu etablierender kontinuierlicher Dialog- und Diskursprozesse im Mittelpunkt (Opielka et al. 2014). Das IZT – Institut für Zukunftsstudien und Technologiebewertung widmet sich als Mitglied des TAB-Konsortiums der Aufgabe, diesen Schwerpunkt aufzubauen. Es entwickelte hierzu das Konzept »Stakeholder Panel TA« für den systematischen Erfahrungs- und Meinungsaustausch mit gesellschaftlichen Akteuren über Herausforderungen und Folgen von Wissenschaft und Technik.

Das Stakeholder Panel TA wurde auch im Kontext des Themas »Neue elektronische Medien und Suchtverhalten – Risiken, Bewältigungsstrategien und Präventionsmöglichkeiten« genutzt: Es erfolgten Fachgespräche mit ausgewählten Stakeholdern und im Zeitraum von Mai bis Juli 2015 eine Onlinebefragung »Neue elektronische Medien und Gefahrenpotenziale exzessiver Nutzung«.

Abb. V.1 Stakeholder Panel

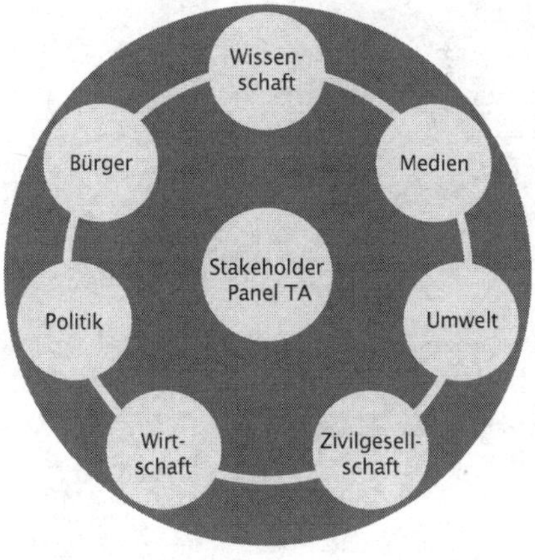

Eigene Darstellung

Für die Mitgliedergewinnung wurden vor dem Hintergrund der Stakeholdergruppen des Panels relevante Datenbanken (OECKL-online etc.) ausgewertet sowie einschlägige Netzwerke, Verbände und gesellschaftliche Multiplikatoren (Bundeselternrat, Deutsche Psychotherapeutenvereinigung, Gesamtverband für Suchtkrankenhilfe e.V. – Fachverband der Diakonie Deutschland, Lehrer online, Netzwerk TA, Netzwerk Zukunftsforschung, politik-digital e.V. etc.) um Unterstützung gebeten. Die in diesem Prozess ausgewählten Adressaten wurden eingeladen, sich am Stakeholder Panel TA bzw. an der aktuellen Onlinebefragung »Neue elektronische Medien und Gefahrenpotenziale exzessiver Nutzung« zu beteiligen. Daneben wurden Vertreter der verschiedenen Medien über das neue Dialogangebot informiert, soziale Medien (Research Gate, Twitter, XING etc.) durch spezifische Aktivitäten eingebunden und Informationen zum Stakeholder Panel TA sowie zur Onlineumfrage entsprechend verbreitet.

Abb. V.2 Teilnehmerzahlen und Zuordnung der Stakeholder

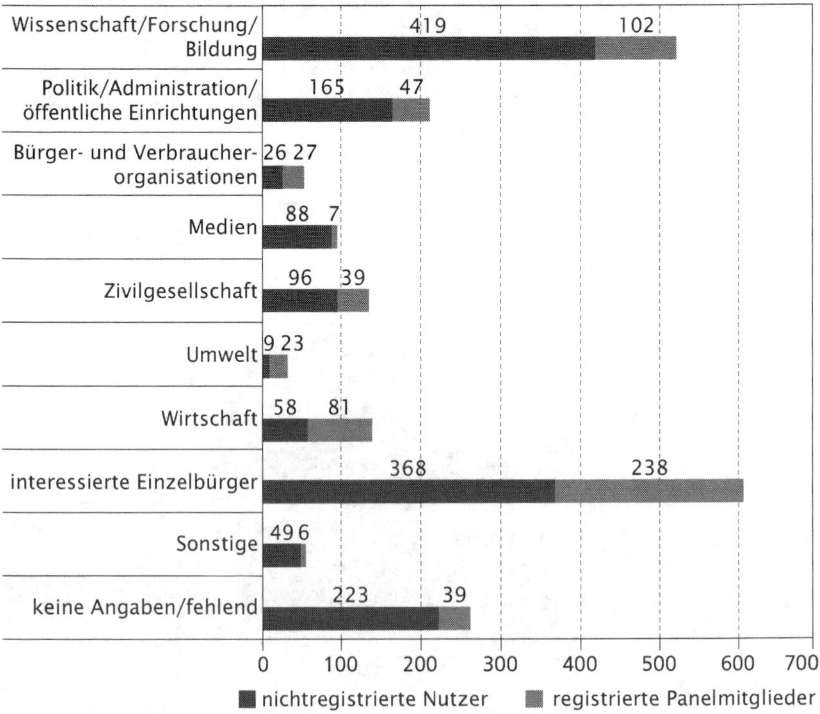

Stakeholder Panel TA (n = 2.110)

Die Onlinebefragung »Neue elektronische Medien und Gefahrenpotenziale exzessiver Nutzung« war vom 12. Mai 2015 bis 31. Juli 2015 über das Internetangebot des Stakeholder Panels TA öffentlich zugänglich (stakeholderpanel.de). Sie wurde im Rahmen der zuvor beschriebenen Mitgliederwerbung für das Stakeholder Panel TA durch das IZT beworben. Die Befragung fokussierte vor dem

Hintergrund des TAB-Projekts generelle Werte und Einstellungen der Stakeholder, aber auch die Bewertung von gesellschaftspolitischen Handlungsfeldern im Zusammenhang mit exzessiver Mediennutzung.

Im vorliegenden Bericht werden ausgewählte Ergebnisse der empirischen Arbeiten des Stakeholder Panels vorgestellt. Eine umfassende Auswertung erfolgt 2016.

An der Onlinebefragung nahmen insgesamt 2.560 Personen teil. In die Auswertung einbezogen wurden die Angaben von 2.110 Teilnehmenden, die sich zu mindestens 90 % der Variablen (geschlossene und ergänzende offene Fragen für Kommentare und Anregungen) äußerten. Die Stakeholdergruppe »Wissenschaft/Forschung/Bildung« ist mit insgesamt 512 Teilnehmenden in großer Zahl vertreten. Es fällt zudem auf, dass die Gruppe der »interessierten Einzelbürger«, die sich keiner Stakeholdergruppe zugeordnet haben, mit insgesamt 606 Teilnehmenden sehr groß ist. Abbildung V.2 gibt einen Überblick über die Zuordnung der Befragten zu einzelnen Stakeholdergruppen.

Zu Beginn des Fragebogens wurden verschiedene Einstellungen im Zusammenhang mit der zunehmenden Nutzung elektronischer Medien abgefragt. Die Ergebnisse sind in Abbildung V.3 dargestellt.

Abb. V.3 Einstellungen im Bereich der Mediennutzung

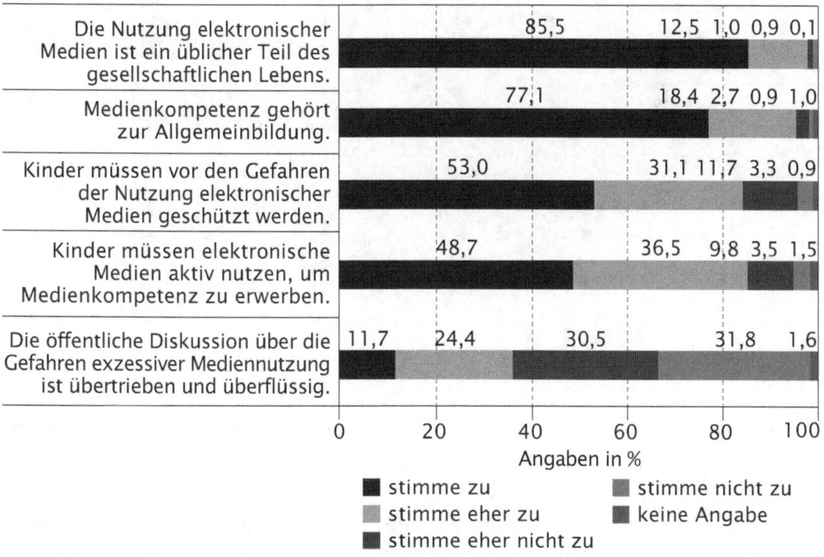

Stakeholder Panel TA (n = 2.110)

Der These, dass die Nutzung elektronischer Medien ein üblicher Teil des gesellschaftlichen Lebens ist, stimmen nahezu alle Befragten zu. Fast alle sind zudem der Auffassung, dass Medienkompetenz zur Allgemeinbildung gehört. Deutlich wird jedoch auch, dass 84% aller Befragten ganz oder eher zustimmen, dass Kinder vor den Gefahren der elektronischen Medien geschützt werden müssen. Gleichzeitig plädieren insgesamt 85% der Befragten für eine aktive Nutzung elektronischer Medien von Kindern für den Erwerb von Medienkompetenz. Knapp 12% der Befragten glauben, dass der öffentliche Diskurs über die Gefahren exzessiver Mediennutzung übertrieben ist.

Abb. V.4 Einschätzungen zum Suchtpotenzial: Substanzen

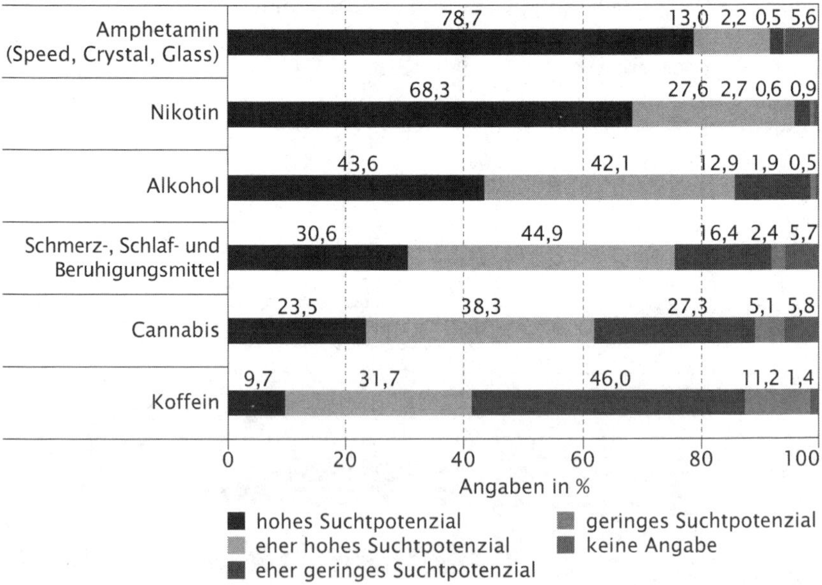

Stakeholder Panel TA (n = 2.110)

Als Substanzen mit einem hohen Suchtpotenzial werden von den befragten Stakeholdern sowohl Amphetamine (79%) als auch Nikotin (68%) eingeschätzt. Alkohol wird von 44% der Befragten mit einem hohen Suchtpotenzial in Verbindung gebracht. Im Zusammenhang mit Schmerz, Schlaf- und Beruhigungsmitteln glauben 31% der Befragten an ein hohes Suchtpotenzial. Koffein – in der wissenschaftlichen Diskussion als potenter Wirkstoff gewertet und als relevanter Neuroenhancer diskutiert – bewerten hingegen etwa 10% der Befragten als suchtgefährdenden Stoff (Abb. V.4).

Abb. V.5 Einschätzungen zum Suchtpotenzial: Verhalten

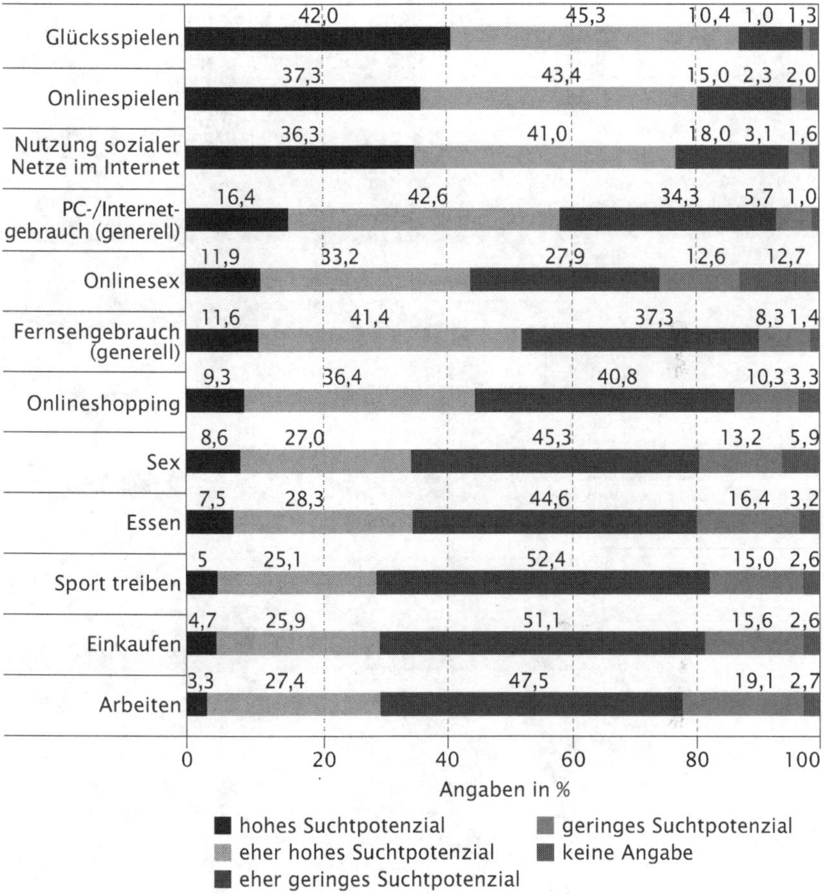

Stakeholder Panel TA (n = 2.110)

Als Verhaltensweise mit einem hohen bzw. eher hohen Suchtpotenzial wird von 42 bzw. 45 % der Befragten das Glücksspiel identifiziert. Jeweils etwa 80 % der befragten Stakeholder bewerten das Suchtpotenzial von Onlinespielen und sozialen Netzen im Internet als hoch bzw. eher hoch. Dagegen glaubt nur jeweils ein Drittel der Befragten, dass Arbeiten, Sport treiben und Einkaufen ein hohes oder eher hohes Suchtpotenzial haben. Auffallend ist, dass nur 12 % aller Befragten den generellen – bereits lange habitualisierten – Fernsehgebrauch mit einem hohen Suchtpotenzial verbinden, immerhin etwa 41 % jedoch mit einem eher hohen Suchtpotenzial. Eine Übersicht zur Einschätzung des Suchtpotenzials verschiedener Verhaltensweisen zeigt Abbildung V.5.

Abb. V.6 Bedingungsfaktoren elektronischer Medien

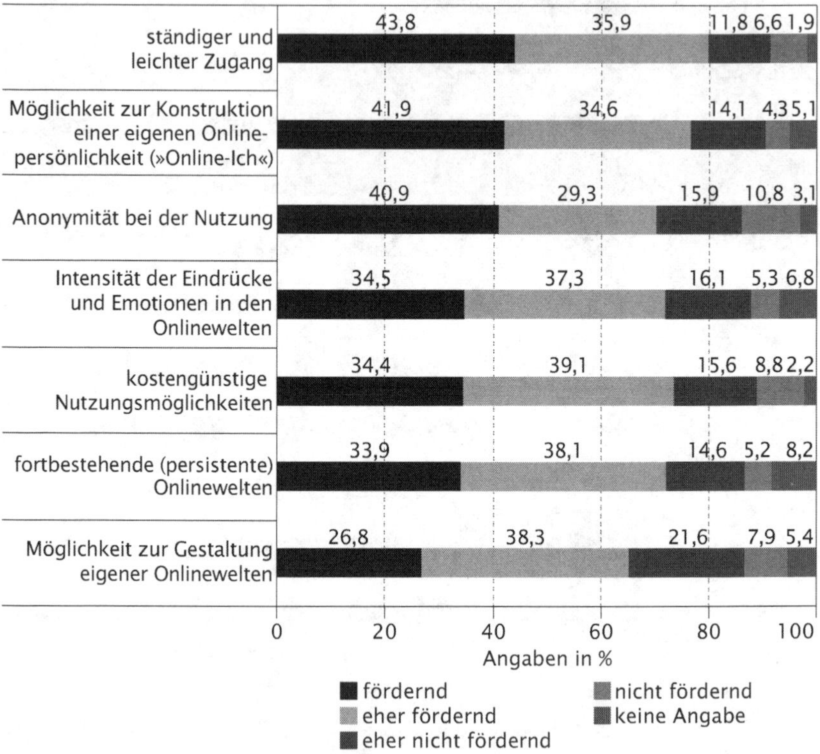

Stakeholder Panel TA (n = 2.110)

Abbildung V.6 veranschaulicht, welche Bedingungsfaktoren aus Sicht der Befragten langfristig eine exzessive Mediennutzung fördern. Zwischen 70 und 80 % der Befragten finden, dass die verschiedenen Faktoren der »Triple-A-Engine«, bestehend aus dem leichten Zugang (»accessibility«), der kostengünstigen Nutzungsmöglichkeit (»affordability«) und der Anonymität bei der Nutzung (»anonymity«), langfristig eine exzessive Mediennutzung fördern bzw. eher fördern. Aber auch die Möglichkeit zur Konstruktion einer eigenen Onlinepersönlichkeit in den Onlinewelten wird als relevanter fördernder Faktor für exzessive Mediennutzung erachtet: Hier stimmen 42 % der Befragten zu, weitere 35 % stimmen eher zu.

Abb. V.7 Chancen und Risiken der Mediennutzung

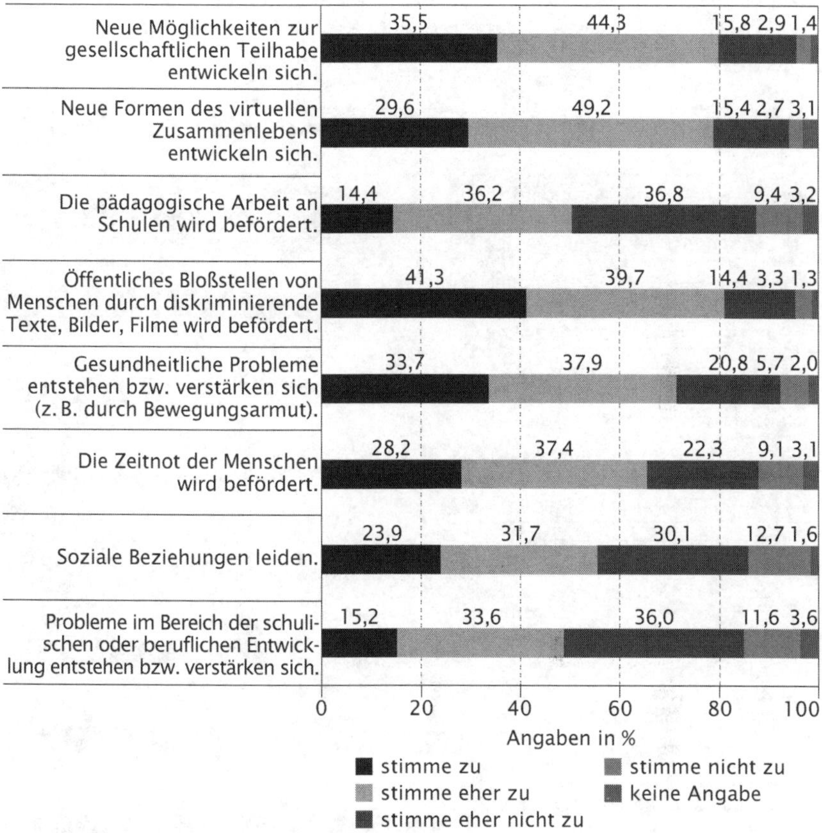

Stakeholder Panel TA (n = 2.110)

Die Chancen und Risiken der neuen Medien werden im Stakeholder Panel TA durchaus ausgewogen bewertet (Abb. V.7). Als Chancen werden von jeweils knapp 80 % der Befragten vor allem die Potenziale gesellschaftlicher Teilhabe sowie neue Formen des virtuellen Zusammenlebens gesehen. Möglichkeiten zur Beförderung der pädagogischen Arbeit an Schulen werden im Vergleich weniger positiv bewertet: Hier äußern 14 % der Befragten ihre Zustimmung, weitere 36 % stimmen eher zu. In Bezug auf die Risiken stimmen insgesamt 81 % der Befragten zu, dass das öffentliche Bloßstellen von anderen Menschen durch diskriminierende Texte, Bilder oder Filme in den neuen elektronischen Medien befördert wird. Des Weiteren glauben insgesamt 72 % der befragten Stakeholder, dass es im Zuge der weiter zunehmenden Nutzung elektronischer Medien zu mehr gesundheitlichen Problemen kommt, zum Beispiel durch Bewegungsmangel. Insgesamt 67 % der befragten Stakeholder vermuten, dass die Zeitnot der Menschen befördert wird, immerhin etwa jeder Zweite fürchtet, dass soziale Beziehungen leiden.

Abb. V.8 Gesellschaftspolitische Handlungsfelder

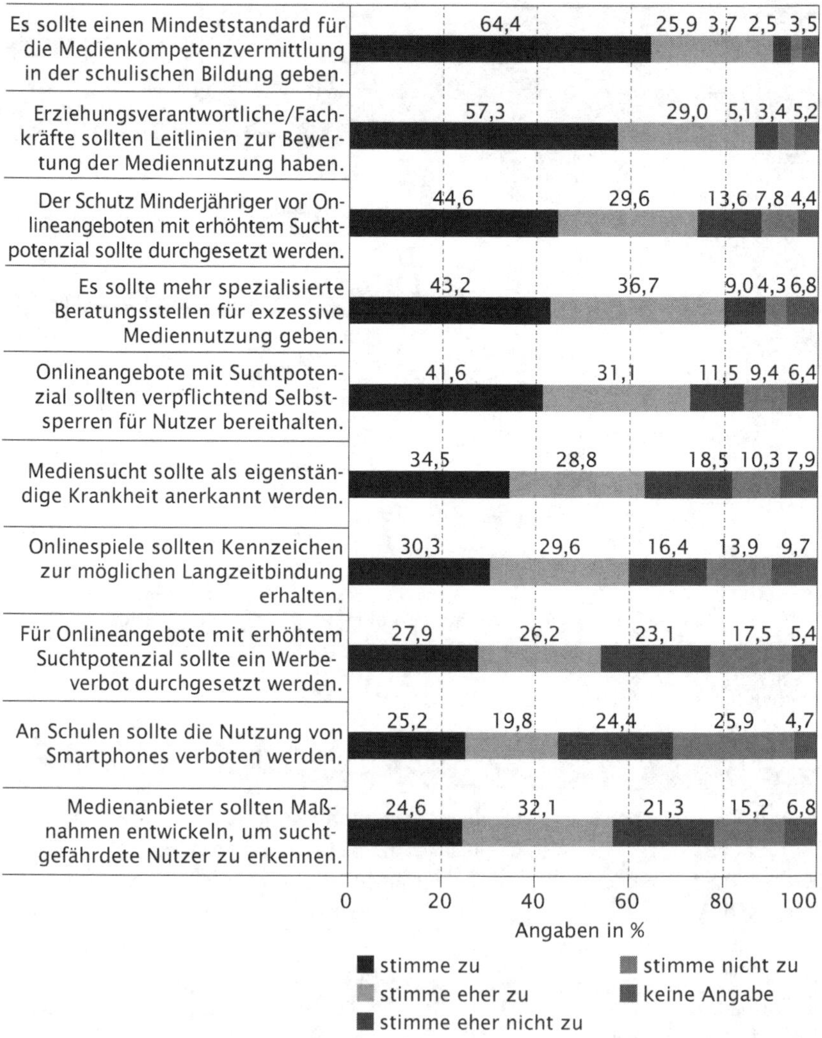

Stakeholder Panel TA (n = 2.110)

Im Zusammenhang mit den gesellschaftspolitischen Handlungsfeldern sprechen sich insgesamt 90 % der Befragten für Mindeststandards bei der Medienkompetenzvermittlung aus, rund 86 % befürworten es, dass Erziehungsverantwortliche und Fachkräfte zukünftig über Leitlinien zur Bewertung des Mediennutzungsverhaltens verfügen sollen. 80 % der befragten Stakeholder sprechen sich zudem dafür aus, dass es mehr spezialisierte Beratungsstellen für exzessive Mediennutzung geben sollte. Auch sind knapp 70 % der Befragten – insbesondere Mitarbeiter in Beratungsstellen, Psychologen und Therapeuten – der Auffassung, dass Mediensucht als eigenständige Krankheit anerkannt werden sollte. Fast jeder Zweite der Befragten befürwortet ein Verbot der Smartphonenutzung an Schulen bzw. befürwortet dies eher. Eine Übersicht der Bewertung verschiedener gesellschaftspolitischer Handlungsoptionen aus Sicht der Befragten zeigt Abbildung V.8.

Die erste Auswertung der Onlinebefragung des Stakeholder Panels TA zu »Neue elektronische Medien und Gefahrenpotenzial exzessiver Nutzung« macht deutlich, dass das Problemfeld durch relevante Akteure der (deutschen) Gesellschaft wahrgenommen wird. Nicht nur in der Wissenschaft, sondern in der Gesellschaft insgesamt erscheinen sowohl Interpretation als auch Schlussfolgerungen kontrovers.

Handlungsoptionen VI.

Im Folgenden werden Handlungsoptionen aufgezeigt, die jeweils unterschiedliche gesellschaftliche, politische und wissenschaftliche Gestaltungsmöglichkeiten, -notwendigkeiten und -ziele in den Mittelpunkt rücken.

Verbesserung der wissenschaftlichen Erkenntnislage 1.

Die wissenschaftliche Erkenntnislage im Themenfeld »Neue elektronische Medien und Suchtverhalten« ist derzeit nicht zufriedenstellend. Auch wenn die Anzahl und Bedeutung wissenschaftlicher Studien in diesem vergleichsweise jungen Forschungsgebiet in den vergangenen Jahren sowohl in Deutschland als auch weltweit erheblich angestiegen sind, belegen die Ergebnisse des vorliegenden TAB-Berichts wesentliche Forschungslücken. Arbeiten im Themenfeld »Neue elektronische Medien und Suchtverhalten« sind in der Regel explorativ und zeitpunktbezogen bzw. wenig auf eine langfristige und zeitraumbezogene Analyse der Wandlungsprozesse und Veränderungen ausgerichtet, sie folgen unterschiedlichen Begriffen, Bewertungskriterien und Operationalisierungen von Phänomen der Mediensucht und sind eher selten theoretisch fundiert. Die Bewertungskriterien für eine Einstufung des Mediennutzungsverhaltens als normales bzw. »gesundes«, problematisches oder pathologisches bzw. süchtiges Verhalten sind in der Folge nicht konsistent, die Forschungsergebnisse nicht miteinander vergleichbar.

Die weitere Suche nach neuen Ergebnissen und Erkenntnissen erfordert aufgrund der gesamtgesellschaftlichen Relevanz und Komplexität der Themen »Medienwirkung« und »Sucht« die Einbindung verschiedener Forschungsrichtungen und sollte interdisziplinär, mit Blick auf die Integration der Beratungs- und Behandlungsperspektive auch transdisziplinär angelegt sein. Sie erfordert auch eine klare Zielsetzung im Rahmen einer langfristig ausgerichteten Forschungsstrategie, um der Suche Struktur zu verleihen und die bestehenden Desiderate zu klären. Im Kern geht es sowohl um eine weitere Klärung der theoretischen Grundlagen als auch der wissenschaftlich sinnvollen Methoden der Operationalisierung und empirischen Erhebung von Mediensucht – insbesondere vor dem Hintergrund, dass das Normalverhalten der Gesamtbevölkerung zunehmend vom Zustand dauerhafter Nutzung geprägt ist, neue elektronische Medien und allen voran das Internet ein allgegenwärtiges, in allen gesellschaftlichen Zusammenhängen verbreitetes mögliches Suchtmittel darstellen.

Die als notwendig erachtete »Verbesserung der wissenschaftlichen Erkenntnislage« fokussiert auch die weitere wissenschaftliche Beschäftigung mit den im vorliegenden Bericht analysierten Subtypen der Mediensucht (allgemeine Internetsucht, Onlinespielsucht, Social-Network-Sucht, Onlinesexsucht, Onlinekaufsucht, Onlineglücksspielsucht) sowie etwaiger weiterer Differenzierungsformen. »Binge-watching«, das Schauen von einigen Folgen oder einer oder mehreren Staffeln einer Fernsehserie, ist beispielsweise ein sehr neues Phänomen, sodass bislang ein valider wissenschaftlicher Diskurs fehlt. Dennoch kann vermutet werden, dass das häufige Konsumieren von mehreren Sendungen am Stück bis hin zu ganzen Staffeln an wenigen Tagen problematische Konsequenzen für Einzelne und die Gesellschaft insgesamt haben kann. Auch im Kontext der Thematik »Onlinearbeitssucht« liegen bislang nur vereinzelte Untersuchungen vor. Hierbei geht es auch um die wissenschaftlich belastbare Klärung der – unklaren und ambivalenten – Aussagen in den bislang vorliegenden Studien sowie um die möglichst langfristig ausgelegte empirische Erhebung valider Prävalenzen. Bei der Planung und Durchführung von zukünftigen Forschungsprojekten sollten wissenschaftliche Qualitätsstandards umfassend beachtet und durchgesetzt werden. Insbesondere bei den Differenzierungen Onlinesexsucht, Onlinekaufsucht sowie Onlineglücksspielsucht gilt es, etwaige Verknüpfungen sowie Spezifitäten hinsichtlich der jeweiligen Pendants der »realweltlichen« Suchtformen weiter wissenschaftlich zu untersuchen.

In den Bildungs- und Betreuungseinrichtungen für Kinder und Jugendliche werden derzeit sehr unterschiedliche Medienkonzepte und -strategien eingesetzt. Die Bandbreite reicht von einer möglichst frühzeitigen und umfassenden Medienintegration in die Kindergärten und (Grund-)Schulen (»early high-tech«) über gänzlich fehlende Medienintegrationskonzepte bis hin zu Strategien der expliziten Medienvermeidung (»early low-tech«). Beide Wege – »early high tech«, »early low-tech« – sind bislang kaum wissenschaftlich evaluiert, entwicklungspsychologisch und sozialisationstheoretisch fundiertes empirisches Wissen über die Wirkung von (intensivem) Medienkonsum bei Kindern und Jugendlichen fehlt. Denkbar und sinnvoll wäre daher die Initiierung eines strukturierten, langfristig ausgerichteten Pilotprojekts einschließlich einer wissenschaftlichen Begleitforschung im Sinne der Technikfolgenabschätzung für den wissenschaftlichen Vergleich verschiedener Wege.

Die vorgeschlagene Handlungsoption »Verbesserung der wissenschaftlichen Erkenntnislage« betrifft zudem wesentlich die Stärkung der Wirkungsforschung und wissenschaftlichen Evaluation von verschiedenen Therapien und Interventionsansätzen im Kontext von Mediensucht. Bislang werden vor allem kognitiv-verhaltenstherapeutische Ansätze fokussiert, die vor allem indirekt über ihre Wirksamkeit bei anderen (stoffgebundenen) Suchtformen begründet werden. Psychoanalytische und tiefenpsychologische Therapieansätze, die auf die Unterstützung der Ich- und Willensentwicklung abheben und dadurch bei stoffungebundenen Süchten naheliegend erscheinen, werden bislang trotz praktischer und konzeptioneller Relevanz selten in klinischen Studien evaluiert. Für die Ableitung sinnvoller politischer Maßnahmen empfiehlt es sich, wissenschaftlich hochwertige Evaluationen und Metaanalysen von verschiedenen Therapie- und Interventionsansätzen im Kontext der Mediensucht unter Beachtung der vorgestellten Subtypen einzusetzen. Im Studiendesign sollten ausdrücklich auch Ansätze (und Kontrollgruppen) berücksichtigt und evaluiert werden, die auf eine Stärkung der Lebenskompetenzen explizit außerhalb medialer Erfahrungen abzielen.

Die Ergebnisse des vorliegenden Berichts begründen nicht zuletzt, dass auch etwaige Präventionsmaßnahmen einschließlich damit verbundener Wirkungszusammenhänge verstärkt wissenschaftlich konzipiert und analysiert werden sollten. In den bisherigen Forschungsarbeiten wird sich vor allem auf die Verhältnisprävention konzentriert, oftmals bei gleichzeitiger (unreflektierter) Vernachlässigung der Verhaltensprävention.

Stärkung des gesellschaftlichen Diskurses 2.

Das Verständnis darüber, was Mediensucht genau meint, ist kultur- und werteabhängig und damit nur schwer von sozialen Konstruktionen zu trennen. Derzeit wird sozial unerwünschtes Verhalten häufig als Sucht deklariert, ohne über eine ausreichende gesamtgesellschaftliche und wissenschaftliche Reflexion des zugrundeliegenden Begriffsverständnisses sowie der zugrundegelegten Werte zu verfügen (z.B. Wertung des Mediennutzungsverhaltens von Kindern und Jugendlichen durch die Erwachsenengeneration). Bislang finden nur wenige Verständigungsprozesse statt, es fehlt gleichzeitig auch an fundierten Positionierungen der gesellschaftlichen Stakeholder (z.B. relevanter Fachverbände).

Vor dem Hintergrund der Mediennutzung in nahezu allen gesellschaftlichen Lebenszusammenhängen bietet es sich an, den Prozess einer begrifflichen Verständigung zur Mediensucht als langfristige Entwicklung zu verstehen, die im sozialen Miteinander der Gesellschaft geklärt wird. Das Ziel der Handlungsoption »Stärkung des gesellschaftlichen Diskurses zur Mediensucht« besteht mithin in der Entwicklung einer gesellschaftlich getragenen Wertebasis, oder präziser: Wo in etwa liegen die Schwellenwerte zwischen Normalität und Sucht, und welche gesellschaftspolitischen Gestaltungskriterien bestehen für die normativ wünschbare Art und Intensität der Vernetzung und Technisierung von Gesellschaft? In diesem Diskurs können neben den Gemeinsamkeiten auch Unterschiede der Vernetzung hinsichtlich empirischer, theoretischer und (beurteilender) ethischer Aspekte in den Mittelpunkt gerückt werden. Neben dem Suchtpotenzial neuer elektronischer Medien sowie insbesondere des Internets sollten explizit auch die gesellschaftlichen Chancen der Mediennutzung diskursiv einbezogen werden und keine pauschale Vorverurteilung bzw. Wertung von Mediennutzung stattfinden.

Der vorgeschlagene gesellschaftliche Diskurs im Themenfeld »Neue elektronische Medien und Suchtverhalten« kann die unterschiedlichen Sichten, Zuständigkeiten, Kompetenzen und auch Machtverhältnisse der beteiligten Stakeholder nicht auflösen, aber die Kommunikation und Verständigung der Stakeholder fördern und unterstützen. Hierzu zählen insbesondere Kinder und Jugendliche, Eltern, pädagogische Fachkräfte, Fachverbände im Kontext von Medien und Sucht, aber auch (Kinder-)Ärzte und Psychotherapeuten und Sozialarbeiter sowie Träger wirtschaftlicher und politischer Verantwortung. Mit Blick auf etwaige kompetitive Diskurse – z.B. von Inhalteanbietern und pädagogischen Fachkräften oder Medizinern – könnten vertiefende Dialogformate Struktur und Inhalt des übergreifenden Diskurses ergänzen, dabei insbesondere bestehende Spannungsfelder in die Betrachtung einbeziehen und mögliche Handlungsspielräume ausloten.

Im Ergebnis des Diskurses könnte ggf. auch ein Leitbild zur gesellschaftlich gewünschten Mediennutzung bzw. für einen adäquaten Umgang mit Mediensucht erarbeiten werden sowie Erkenntnisse und ausgewählte »good practices« der diskursiven Auseinandersetzung verbreitet werden.

Mediensucht als eigenständiges Krankheitsbild diskutieren 3.

Einige Erkenntnisse aus dem vorliegenden Bericht verdeutlichen, dass vor allem Experten aus den psychiatrienahen Disziplinen für eine Aufnahme der Mediensucht sowie einzelner typologischer Ausprägungen als eigenständige Krankheit(en) in die diagnostischen Klassifizierungssysteme votieren. Dies hängt auch damit zusammen, dass die Klassifikationssysteme im Arbeitsalltag dieser Akteure eine wesentlich bedeutendere Rolle spielen als beispielsweise im Arbeitsalltag von pädagogischen Fachkräften. Schließlich besteht vor allem in den Suchtambulanzen, Kontakt- und Beratungsstellen der unmittelbare Kontakt zu denjenigen Menschen, die in ihrer Lebensgestaltung durch ihr Mediennutzungsverhalten beeinträchtigt sind.

Das Ziel einer Anerkennung von Mediensucht als eigenständiges Krankheitsbild in den gängigen Klassifikationssystemen besteht darin, neben der Bereitstellung spezifischer Abrechnungsmöglichkeiten für die Leistungserbringer des Gesundheitssystems auch eine bessere Finanzierung präventiver Maßnahmen herzustellen und den systematischen Aufbau therapeutischer Angebote zu unterstützen. Hinzu kommt die verbesserte Systematisierung bzw. Vergleichbarkeit von Forschungsarbeiten sowie die Förderung randomisiert-kontrollierter

Studien, um Diagnose- und Wirkungskriterien zu entwickeln, zu validieren und qualitativ zu sichern. Nicht zuletzt wäre durch die Anerkennung ein realistisches Bild der Kostensituation des Krankheitsbildes möglich. Damit wird auch der politische Raum eröffnet, analog der stoffgebundenen Suchtformen die Produzenten der Suchtmittel durch Steuern und Abgaben an den Kosten von Prävention und Therapie zu beteiligen.

Die Notwendigkeit, Mediensucht als eigenständiges Krankheitsbild in den Klassifikationssystemen für psychische Erkrankungen zu diskutieren, wird insbesondere auch durch das Gutachten von Wölfling et al. (2015) argumentativ unterfüttert und unterstützt. Internetsucht sowie die zugehörigen Subtypen werden hier vergleichbar zum Substanzmissbrauch als echtes Suchtphänomen bewertet. Letztlich ist dies darauf ausgerichtet, politische Unterstützungsmöglichkeiten für eine Anerkennung der Medien- und Internetsucht als ernstzunehmende psychische Erkrankung zu ermitteln und vor dem Hintergrund der erwarteten Revision des internationalen Klassifikationssystems ICD (ICD-11, 2017) zeitnah umzusetzen.

Zu dieser Handlungsoption gehört auch die Auseinandersetzung mit durchaus gravierenden Einwänden gegen die Klassifikation von Mediensucht als psychische Erkrankung. So wird insbesondere von Jugendforschern, Pädiatern und Entwicklungspsychologen mehr wissenschaftliches Wissen gefordert, um beurteilen zu können, inwieweit exzessiver, suchtartiger Medienkonsum insbesondere in Pubertät und Adoleszenz auch ein pädagogisch zu bewältigendes Entwicklungsthema bildet und durch eine möglicherweise ausufernde psychiatrische Diagnostik zu früh medikalisiert und stigmatisiert wird.

Vergleichbare Bedenken gegen eine psychiatrische Pathologisierung werden auch im Rahmen der kontroversen Diskussion um die Erweiterung des ICD-11 geäußert, wenn beispielsweise länger anhaltende Trauer als »prolonged grief« das Konzept der Altersdepression diagnostisch erweitern würde, mit guten Gründen aber auch als Mangel an sozialritueller Praxis des Umgangs mit Trauer infolge der Säkularisierung gelten könnte. Möglicherweise ist selbst der exzessive, suchtartige Umgang mit Onlinemedien kein neues Suchtphänomen, sondern vor allem eine Erweiterung von Gelegenheiten für traditionsreiche stoffungebundene Suchtpotenziale wie exzessives Glücksspiel, Sex oder gieriges Kaufen.

Zu beachten und politisch zu bedenken ist zudem, dass mit einer gesellschaftlichen Anerkennung von Mediensucht als eigenständigem Krankheitsbild auch gesellschaftliche Kosten verbunden sind, die dadurch entstehen, dass eine verminderte angenommene Steuerungsfähigkeit der Betroffenen auch eine verminderte Schuldfähigkeit zur Folge hat.

Gesellschaftliche Verantwortung von Unternehmen stärken 4.

Im Zuge der Mediatisierung von Gesellschaft erfährt die gesellschaftliche Rolle von Unternehmen bei der Übernahme gesellschaftlicher Verantwortung besondere Aufmerksamkeit. Im Zusammenhang mit dem Themenfeld »Neue elektronische Medien und Suchtverhalten« rückt die Handlungsoption »Gesellschaftliche Verantwortung von Unternehmen stärken« neben einer angepassten Gestaltung medialer Angebote die Sicherstellung des Verbraucherschutzes sowie insbesondere auch des Kinder- und Jugendmedienschutzes in den Mittelpunkt.

Im vorliegenden Bericht wird diesbezüglich auf verschiedene Möglichkeiten der Wahrnehmung gesellschaftlicher Verantwortung durch Unternehmen verwiesen. So können unternehmerische Aktivitäten im Bereich der Verhältnisprävention die Übernahme gesellschaftlicher Verantwortung stärken. In diesem Sinne sollten die Medienangebote auf ihre (Langzeit-)Bindungswirkung wissenschaftlich untersucht und ihr jeweiliges Gefährdungspotenzial bewertet werden. In diesem Zusammenhang erscheint auch auf eine weiter führende Förderung von Projekten wie »Safer Social Networking Principles for the EU« geboten. In Form einer Selbstverpflichtung können sich Wirtschaftsunternehmen zur Einhaltung der Prinzipien verpflichten und in der Folge durch die EU überwacht werden.

Für den Bereich der diskutierten Onlinespielsucht werden im vorliegenden Bericht durchaus konkrete Aufforderungen an die Spieleindustrie angezeigt. Die Anbieter werden aufgefordert, suchtfördernde spielimmanente Faktoren wissenschaftlich zu überprüfen und bezüglich einer verstärkten gesellschaftlichen Verantwortungsübernahme anzupassen. Hierzu zählen verwendete Belohnungssysteme in den Spielen, die Einbindung in soziale Spielernetzwerke und die Möglichkeit bzw. Notwendigkeit einer zeitlichen Befristung der Spieleaktivität. Insgesamt geht es darum, den aus den Spielen selbstresultierenden Druck zum Spielen auf die Spieler zu verringern. Hinsichtlich finanzieller Belohnungs- und Risikoaspekte wird auch die Integration von Glücksspielelementen in Onlinespiele kritisiert bzw. die Herausnahme solcher Elemente explizit gefordert.

Die hier angesprochene Handlungsoption intendiert zudem, dass Unternehmen altersangemessene Limitationen für den Zugang zu suchtgefährdenden Medienangeboten implementieren und die nötigen Methoden zur Durchsetzung auch umsetzen sollten. Die Unternehmen sollten prüfen, welche Selbstsperren und Sperrsysteme für gefährdete Nutzer in den einzelnen Medienangeboten, aber auch auf übergreifenden Plattformen etabliert werden sollten: Inhaltliche Sperrsysteme für bestimmte Angebote (z. B. generell für Spiel- und Kaufangebote, für spezifische Spiel- und Kaufangebote) oder unterschiedliche Altersklassen sowie zeitliche Sperrsysteme zur Begrenzung der Dauer der jeweiligen Mediennutzung.

Von den wirtschaftlichen Akteuren der Medienmärkte wird nicht zuletzt eine verstärkte Verantwortungsübernahme für die mittel- bis langfristigen Folgen der Mediennutzung und gesellschaftspolitisches Engagement bei der Umsetzung gefordert. Informations- und Beratungsangebote, die Einfluss auf die individuelle Mediennutzung nehmen wollen, sollten dabei auf einer fachgerechten und – von den Unternehmen – unabhängigen Beurteilung basieren.

Prioritäre Verbesserung der Prävention 5.

Im Kontext der Mediensucht kommt – nicht nur, aber vor allem auch mit Blick auf Kinder und Jugendliche – der Verbesserung der Prävention eine hervorragende Rolle zu. Dies hängt auch damit zusammen, dass für Abhängigkeitserkrankungen typischerweise hohe Raten von Betroffenen ohne hinreichende Krankheits- und Behandlungseinsicht anzutreffen sind. Die Handlungsoption »Verbesserung der Prävention« zielt darauf ab, sowohl Maßnahmen der breitenspezifischen Primärprävention zur Verhinderung der Entstehung von Mediensucht als auch der risikogruppenfokussierten Sekundärprävention zur frühzeitigen Erkennung sowie der Tertiärprävention zur Bewältigung von Mediensucht zu stärken.

Daher unterstützt diese Handlungsoption das Gesetz zur Stärkung der Gesundheitsförderung und der Prävention (Präventionsgesetz – PrävG). Das Gesetz hat zum Ziel, die Grundlagen für Prävention und Gesundheitsförderung in jedem Lebensalter und in allen Lebensbereichen zu verbessern. Die Prävention von Internetsucht kann in diesem Zusammenhang als ein wichtiges Gesundheitsziel verstanden werden, das zur Erhöhung der Lebenskompetenz vieler Menschen beiträgt und das Auftreten von schwerwiegenden psychosozialen Folgeerscheinungen reduziert.

Im Bereich der Primärprävention werden verhältnispräventive Maßnahmen angestrebt: Hierzu zählen Zulassungsbeschränkungen für potenziell suchtgefährdende Medienangebote, aber auch Werbebeschränkungen für nachweislich suchtgefährdende Angebote elektronischer Medien. Hier dienen die Werbeverbote im Bereich der Glücksspiele als Vorbild. Wölfling et al. (2015) zeigen zudem auf die Möglichkeit des Aufbaus eines Staatsvertrags zur Bekämpfung von Mediensucht sowie der differenzierten Subtypen analog dem Glücksspielstaatsvertrag, der in seiner ersten Fassung bereits 2008 in Kraft getreten ist.

So sollten im Sinne der Suchtprävention politische Anstrengungen unternommen werden, um für die Verbraucher und Spieler Transparenz über den wachsenden grauen bis illegalen Markt von Onlineglücksspielen herzustellen und die bislang bestehenden Unsicherheiten aufzuheben. Derzeit wird vereinzelt – unter Brücksichtigung der Regelungen in Dänemark – die Einführung einer bundesweit tätigen Behörde diskutiert, die sowohl mit fachlichem Wissen als auch Entscheidungskompetenzen ausgestattet sein soll und die unter Einbeziehung von Bund und Ländern, von Betreibern, Hilfsorganisationen und Wissenschaftlern entwickelt werden und arbeiten sollte. So fordert der Vorsitzende des Beirats der Forschungsstelle Glücksspiel an der Universität Hohenheim, Wolfgang G. Crusen (EurActiv 2015): »Deutschland fehlt eine Art BaFin im Glücksspielbereich, ein Zentralorgan also, bei dem alle Informationen zusammenlaufen und welches auch sämtliche Anträge behandelt sowie Entscheidungen trifft.« Andere Stimmen weisen hingegen darauf hin, dass die Länder im Landesstaatsvertrag insbesondere für Erlaubnisse und Vollzug im Internet bereits ländereinheitliche Verfahren eingerichtet haben.

Aber auch eine verbesserte Öffentlichkeitsarbeit und Aufklärungskampagnen für spezifische Risiken der Mediensucht sind gefordert. Zielgruppen sind pädagogische Fachkräfte und Vertreter des medizinisch-psychologischen Systems, aber auch Eltern sowie Kinder und Jugendliche selbst. Es wird angeregt, in den Kampagnen Informationen über die Bedeutung von Tagebüchern über die Mediennutzung, der Festlegung von Onlinezeiten sowie verfügbaren Applikationen zu vermitteln. Die präventiven Maßnahmen könnten durch Schulungen z. B. für Suchtberater, Sozialarbeiter und Lehrer aufgewertet und verstärkt werden.

Eine »Verbesserung der Prävention« im Kontext der Mediensucht erfordert die Verfügbarkeit klarer, standardisierter Bewertungs- und Diagnoseinstrumente. Insbesondere pädagogische Fachkräfte und Sozialarbeiter in Bildungs- und Freizeiteinrichtungen, aber auch – hinsichtlich eines möglichen Screenings – Haus- sowie Kinderärzte könnten hiervon profitieren. Eng hiermit verbunden ist auch der Anspruch auf ein geeignetes Schnittstellenmanagement, um etwaige Betroffene in ein sinnvolles Behandlungssystem zu überführen.

Von hoher Bedeutung ist ferner, Möglichkeiten des Selbstschutzes sowohl von Erwachsenen als auch von Kindern und Jugendlichen gezielt zu fördern. Dies kann auch durch die Entwicklung von Onlinetools oder Apps umgesetzt werden, die das Erkennen von Frühwarnsignalen erleichtern und positive Rückmeldung zu adaptivem Verhalten geben können. Die Selbstkontrolle kann bei Kindern und Jugendlichen insbesondere auch durch eine Betonung der zunehmenden Unabhängigkeit von den Eltern mit damit einhergehender Reduzierung der elterlichen Kontrolle attraktiv gemacht werden. Beispiel einer solchen App ist die von der Universität Bonn entwickelte (kostenlose) App »Menthal«, die es Smartphonenutzern erlaubt, ihren Umgang mit dem Handy zu messen und die rechtzeitig vor einer Handyabhängigkeit warnen will.

Im Bereich der Tertiärprävention (therapeutische Angebote, Selbsthilfe) und Mediensucht ist auch das Thema der Komorbidität relevant. Die Erkenntnisse im vorliegenden Bericht legen nahe, dass Depression bzw. Depressivität ein entscheidender prädiktiver Faktor für Mediensucht, aber auch Angsterkrankungen und ADHS ist. Diese Faktoren gilt es, gezielt bei der Entwicklung von Maßnahmen in den Mittelpunkt zu rücken.

Bei der Verbesserung der Prävention im Kontext von Mediensucht geht es nicht zuletzt auch darum, bereits bestehende Förderprogramme weiter zu unterstützen, (z. B. »ESCapade«) zukünftig wieder, ggf. flächiger zu aktivieren und auszuweiten.

Verbesserung der psychosozialen Versorgungsstruktur 6.

Die Mediatisierung der Gesellschaft erfordert einen möglichst breiten Zugang zu psychosozialen Versorgungs- und Behandlungsangeboten im Kontext von Mediensucht. Die Ergebnisse im vorliegenden Bericht legen dar, dass die gegenwärtig verfügbare Versorgungsstruktur in Bezug auf den Zugang zu den verfügbaren Beratungs- und Behandlungsangeboten zu wenig niedrigschwellig ausgerichtet ist, verschiedene Hemmschwellen mediensuchtgefährdete und mediensüchtige Menschen also vom Zugang und von der Nutzung unmittelbarer Hilfsangebote abschrecken bzw. ausschließen. Die vorhandenen Angebote werden daher nicht von allen relevanten (gefährdeten) Ziel- und Risikogruppen gut erreicht und in Anspruch genommen. Dies trifft beispielsweise auf die Zielgruppe der Mädchen zu. Infolgedessen werden Therapie- und Interventionsmaßnahmen oft unnötig spät begonnen.

Die Handlungsoption »Verbesserung der psychosozialen Versorgungsstruktur« zielt darauf ab, die Angebotsstruktur und Angebote insgesamt niedrigschwelliger zu gestalten. Für Kinder und Jugendliche sind die verstärkte und umfassende Integration und Förderung niedrigschwelliger Angebote in die Tätigkeit sozialer Arbeit in den Schulen, aber auch Freizeiteinrichtungen zu bedenken (ggf. auch über sogenannte Medienscouts). So könnten sozialpädagogische Hilfestellungen im Umgang mit der Mediennutzung und Mediensucht angeboten werden, die weitgehend niedrigschwellig und präventiv sind, soziale Benachteiligungen ausgleichen oder individuelle Beeinträchtigungen überwinden helfen können. Aber auch mobile Versorgungs- und Behandlungsangebote vor Ort – einschließlich innovativer Onlineangebote, in denen reflexiv die Internetnutzung »normalisiert« werden kann – im Sinne der Abwendung von klassischen Kommstrukturen könnten helfen, bestehende Nutzungshemmschwellen abzubauen.

Im Kontext der Mediensucht sind zudem Entwicklung und Etablierung eines geeigneten, jeweils bedarfsangepassten »Casemanagements/Begleitermodells« zu diskutieren. Der Vorschlag zielt darauf, eine Position im Hilfesystem zu etablieren, die gefährdete oder medienabhängige Menschen bei der Identifikation und Inanspruchnahme von passenden Hilfsangeboten individuell und die Betroffenen zeitweise begleitend unterstützt.

Die derzeitigen Forschungslücken führen auch zu mangelnden Standards und fehlenden einheitlichen Leitlinien für die Diagnostik der, die Beratung über und die Behandlung/Therapie von Mediensucht im Kontext elektronischer Medien. Auch fehlen spezifische Beratungs-, Behandlungs- und Rehabilitationsangebote insbesondere im kinder- und jugendpsychiatrischen Bereich. Hier gilt es, die Versorgungsstruktur im Zuge neuer Erkenntnisse kontinuierlich zu verbessern und an die Bedarfe anzupassen (hierzu auch die Handlungsoption zur Prävention).

Die Handlungsoption »Verbesserung der psychosozialen Versorgungsstruktur« im Kontext der Mediensucht beinhaltet auch eine verbesserte interdisziplinäre Vernetzung der verfügbaren Versorgungs- und Beratungseinrichtungen. So bestehen bislang beispielsweise wenige Schnittstellen zwischen Pädagogik- und Suchtangeboten. Die inter- und transdisziplinäre Zusammenführung der verschiedenen Akteure könnte beispielsweise im Rahmen eines zentralen Kompetenzzentrums für Mediensucht erfolgen. Darüber hinaus sollten sowohl die interdisziplinäre und fachliche Kompetenz als auch die Kooperation durch verstärkte Fort- und Weiterbildungsangebote für das Fachpersonal in den Bereichen Psychologie, Medizin und Sozialarbeit verbessert werden.

Nicht übersehen werden kann, dass die Effektivität der Beratungs- und Versorgungseinrichtungen letztlich qualitativ nicht gut zu bewerten ist, da bislang valide Wirkungsstudien der Präventions- und Interventionsmaßnahmen fehlen. Daher erscheint eine politische Förderung von Evaluationsprojekten zur Diagnostik sowie von den verschiedenen Beratungs- und Behandlungsangeboten – wie im Rahmen der Handlungsoption »Verbesserung der wissenschaftlichen Erkenntnislage« dargelegt – sinnvoll.

Literatur

In Auftrag gegebenes Gutachten 1.

Wölfling, K.; Brand, M.; Klimmt, C.; Krämer, N.; Löber, S.; Müller, A.; te Wildt, B. (2015): Neue elektronische Medien und Suchtverhalten. Ambulanz für Spielsucht, Klinik und Poliklinik für Psychosomatische Medizin und Psychotherapie, Universitätsmedizin der Johannes Gutenberg-Universität Mainz, Mainz

Weitere Literatur 2.

Aarts, S.; Peek, S.; Wouters, E. (2015): The relation between social network site usage and loneliness and mental health in community-dwelling older adults. In: International Journal of Geriatric Psychiatry 30(9), S. 942–949

Altstötter-Gleich, C. (2006): Pornographie und neue Medien. Eine Studie zum Umgang Jugendlicher mit sexuellen Inhalten im Internet. pro familia Deutsche Gesellschaft für Familienplanung, Sexualpädagogik und Sexualberatung e. V., Mainz

Amtsgericht München (2015): Internet Black Jack bringt kein Glück. Wer über einen Internetanbieter, der in Deutschland keine Zulassung hat, Black Jack spielt, macht sich strafbar. Pressemitteilung vom 2. Januar 2015, www.justiz.bayern.de/gericht/ag/m/presse/archiv/2015/04629/ (22.02.2016)

APA (American Psychiatric Association) (2013): Diagnostic and statistical manual of mental disorders. DSM-5. Arlington

Aydm, B.; San, S. (2011): Internet addiction among adolescents: The role of self-esteem. In: Procedia – Social and Behavioral Sciences 15, S. 3500–3505

Badura, B.; Ducki, A.; Schröder, H.; Klose, J.; Meyer, M. (Hg.) (2013): Fehlzeiten-Report 2013: Verdammt zum Erfolg – die süchtige Arbeitsgesellschaft? Berlin/Heidelberg

Bandura, A. (1979): Sozial-kognitive Lerntheorie. Konzepte der Humanwissenschaften, Verres, R. (Hg.) der deutschen Ausgabe, Stuttgart

Barke, A.; Nyenhuis, N.; Kröner-Herwig, B. (2012): The German version of the Internet addiction test: a validation study. In: Cyberpsychology, Behavior, and Social Networking 15(10), S. 534–542

Barth, D. (Hg.) (2015): Beratungswissen auf den Punkt gebracht: Ein Handbuch für Studierende, professionelle Begleiter/-innen und alle, die es werden wollen. Norderstedt

Batthyány, D. (2012): Internetsucht Phänomenologie und therapeutische Ansätze. In: Psychotherapie-Wissenschaft (2)2, S. 58–69

Batthyány, D.; Müller, K.; Benker, F.; Wölfling, K. (2009): Computerspielverhalten: Klinische Merkmale von Abhängigkeit und Missbrauch bei Jugendlichen. In: Wiener klinische Wochenschrift 121(15–16), S. 502–509

Baumeister, R.; Leary, M. (1995): The need to belong: desire for interpersonal attachments as a fundamental human motivation. In: Psychological Bulletin 117(3), S. 497–529

Beutel, M.; Hoch, C.; Wölfling, K.; Müller, K. (2011): Klinische Merkmale der Computerspiel-und Internetsucht am Beispiel der Inanspruchnehmer einer Spielsuchtambulanz. In: Zeitschrift für Psychosomatische Medizin und Psychotherapie 57(1), S. 77–90

Biermann, K. (2012): Pornos treiben die Entwicklung des Netzes voran. In: ZEIT Online vom 5.5.2012

Bilitza, K. (Hg.) (2007): Psychotherapie der Sucht. Psychoanalytische Beiträge zur Praxis. Göttingen

Bilitza, K. (Hg.) (2009): Psychodynamik der Sucht. Psychoanalytische Beiträge zur Theorie. Göttingen

Bilke-Hentsch, O.; Wölfling, K.; Batra, A. (Hg.) (2014): Praxisbuch Verhaltenssucht: Symptomatik, Diagnostik und Therapie bei Kindern, Jugendlichen und Erwachsenen. Stuttgart

Bischof, G.; Bischof, A.; Meyer, C.; John, U.; Rumpf, H.-J. (2013): Prävalenz der Internetabhängigkeit – Diagnostik und Risikoprofile (PINTA-DIARI). Lübeck

BIU (Bundesverband Interaktive Unterhaltungssoftware e. V.) (2013): Jahresreport Computer- und Videospiele 2013. Zahlen und Fakten zur deutschen Games-Industrie. Berlin

Bleckmann, P.; Mößle, T. (2014): Position zu Problemdimensionen und Präventionsstrategien der Bildschirmnutzung. In: SUCHT 60(4), S. 235–247

Bleuler, P. (1923): Textbook of psychiatry. New York

Blinka, L.; Škařupová, K.; Ševčíková, A.; Wölfling, K.; Müller, K.; Dreier, M. (2015): Excessive Internet use in European adolescents: what determines differences in severity? In: International Journal of Public Health (60)2, S. 249–256

Block, J. (2008): Issues for DSM-V: Internet addiction. In: The American Journal of Psychiatry 165(3), S. 306–307

Bonnaire, C. (2011): Internet gambling: what are the risks? In: L'Encéphale 38(1), S. 42–49

Brand, M.; Laier, C.; Pawlikowski, M.; Schächtle, U.; Schöler, T.; Altstötter-Gleich, C. (2011): Watching pornographic pictures on the Internet: role of sexual arousal ratings and psychological-psychiatric symptoms for using Internet sex sites excessively. In: Cyberpsychology, Behavior, and Social Networking 14(6), S. 371–377

Brand, M.; Young, K.; Laier, C. (2014): Prefrontal control and Internet addiction: a theoretical model and review of neuropsychological and neuroimaging findings. In: Frontiers in Human Neuroscience 8

Braun, U. (2014): Exzessive Internetnutzung Jugendlicher im familialen Kontext. Analysen zu Sozialschicht, Familienklima und elterlichem Erwerbsstatus. Wiesbaden

Briken, P.; Berner, W. (2013): Praxisbuch Sexuelle Störungen. Sexuelle Gesundheit, Sexualmedizin, Psychotherapie sexueller Störungen. Stuttgart

Brown, J.; L'Engle, K. (2009): X-rated: Sexual attitudes and behaviors associated with U.S. early adolescents' exposure to sexually explicit media. In: Communication Research 36(1), S. 129–151

BZgA (Bundeszentrale für gesundheitliche Aufklärung) (2013): Die Drogenaffinität Jugendlicher in der Bundesrepublik Deutschland 2011. Teilband Computerspielen und Internetnutzung. Köln

Caplan, S. (2005): A social skill account of problematic Internet use. In: Journal of Communication 55(4), S. 721–736

Chang, F.-C.; Chiu, C.-H.; Lee, C.-M.; Chen, P.-H.; Miao, N.-F. (2014): Predictors of the initiation and persistence of Internet addiction among adolescents in Taiwan. In: Addictive Behaviors 39(10), S. 1434–1440

Christoph, M.; Heckmann, W. (2007): Frühintervention in der Suchtprävention. Zum Peer-Ansatz in der Suchtprävention am Beispiel: PEER-Projekt an Fahrschulen. In: Wiener Zeitschrift für Suchtforschung 30(1), S. 39–52

de Cock, R.; Vangeel, J.; Klein, A.; Minotte, P.; Rosas, O.; Meerkerk, G.-J. (2014): Compulsive Use of Social Networking Sites in Belgium: Prevalence, Profile, and the Role of Attitude Toward Work and School. In: Cyberpsychology, Behavior, and Social Networking 17(3), S. 166–171

Cooper, A.; Putnam, D.; Planchon, L.; Boies, S. (1999a): Online sexual compulsivity: Getting tangled in the net. In: Sexual Addiction & Compulsivity 6(2), S. 79–104

Cooper, A.; Scherer, C.; Boies, S.; Gordon, B. (1999b): Sexuality on the Internet: From sexual exploration to pathological expression. In: Professional Psychology: Research and Practice 30(2), S. 154–164

Croissant, B.; Croissant, D. (2007): Kaufsucht – Aktuelle Überlegungen zur Klassifikation und Therapie. In: Nervenarzt 78(5), S. 575–579

Csíkszentmihályi, M. (1990): Flow. The psychology of optimal experience. New York

Dally, A. (2009): Störung der Selbstfürsorge und süchtiges Verhalten. In: Bilitza 2009, S. 113–127

Davis, R. (2001): A cognitive-behavioral model of pathological Internet use. In: Computers in Human Behavior 17(2), S. 187–195

Die Drogenbeauftragte der Bundesregierung (Hg.) (2015): Drogen und Suchtbericht 2015. Bundesministerium für Gesundheit, Berlin

Dilling, H.; Mombour, W.; Schmidt, M. (Hg.) (2008): Internationale Klassifikation psychischer Störungen. ICD-10, Kapitel V (F). Klinisch-diagnostische Leitlinien. Weltgesundheitsorganisation, Bern

Dittmayer, M. (2014): stigma-videospiele. Hintergründe und Verlauf der Diskussion über gewaltdarstellende Videospiele in Deutschland. http://stigma-videospiele.de/stigma_v1_003.pdf (9.5.2016)

Döring, N. (2004): Cybersex – Formen und Bedeutungen computervermittelter sexueller Interaktionen. In: Richter-Appelt, H; Hill, A. (Hg.): Geschlecht zwischen Spiel und Zwang. Beiträge zur Sexualforschung 81, Giessen, S. 177–209

Dreier, M.; Müller, K.; Duven, E.; Beutel, M.; Behrens, P.; Holtz, S.; Wölfling, W. (2013a): Studie über das Internetsuchtverhalten von europäischen Jugendlichen. www.unimedizin-mainz.de/fileadmin/kliniken/verhalten/Dokumente/EU_NET_ADB_Broschuere_final.pdf

Dreier, M.; Müller, K.; Duven, E.; Beutel, M.; Wölfling, K. (2013b): Das Modell der Vier: Eine Klassifikation exzessiver jugendlicher Internetnutzer in Europa. In: Kinder- und Jugendschutz in Wissenschaft und Praxis 58(3), S. 96–99

DSHS (Deutsche Suchthilfestatistik) (2015): Suchthilfe in Deutschland 2014. Jahresbericht der deutschen Suchthilfestatistik (Autorinnen: Brand, H.; Künzel, J.; Braun). IFT Institut für Therapieforschung, München

Duroy, D.; Gorse, P.; Lejoyeux, M. (2014): Characteristics of online compulsive buying in Parisian students. In: Addictive Behaviors 39(12), S. 1827–1830

Egger, J. (2005): Das biopsychosoziale Krankheitsmodell. Grundzüge eines wissenschaftlich begründeten ganzheitlichen Verständnisses von Krankheit. In: Psychologische Medizin 16(2), S. 3–12

Eichenberg, C. (2013): Diskussionsforum: Exzessives Computerspielen: (K)eine neue Abhängigkeitserkrankung? In: Zeitschrift für Psychotraumatologie, Psychotherapiewissenschaft und Psychologische Medizin 11(2), S. 91–104

Elliott, D.; Huizinga, D.; Menard, S. (1989): Multiple problem youth. Delinquency, substance use, and mental health problems. New York

EurActiv (2015): Interview mit Wolfgang G. Crusen: "Eine BaFiN für Glücksspiel fehlt". In: Franke, T. (Hg.): Yellow Paper - Glücksspiel und Verbraucherschutz: Regulierung vor neuen Herausforderungen. EurActiv.de – das Portal für europäische Nachrichten, Hintergründe und Kommunikation, Brüssel, S. 39–40

Europäische Kommission (2011): Grünbuch. Online-Glücksspiele im Binnenmarkt. Brüssel

Eurostat (2014): Statistik der Informationsgesellschaft – Haushalte und Privatpersonen. http://ec.europa.eu/eurostat/statistics-explained/index.php/Information_society_statistics_-_households_and_individuals/de#IKT-Zugang_und_-Nutzung (27.8.2015)

Faber, R.; O'Guinn, T. (1992): A clinical screener for compulsive buying, In: Journal of Consumer Research 19(3), S. 459–469

Fachstelle für Suchtprävention Drogenhilfe Köln (2013): Abschlussbericht Transferphase ESCapade. Köln

Faßler, M. (1997): Was ist Kommunikation? München

Faulstich, W. (1994): Die Kultur der Pornografie. Kleine Einführung in Geschichte, Medien, Ästhetik, Markt und Bedeutung. IfAM-Arbeitsberichte 13, Bardowick

Faulstich, W. (2004): Grundwissen Medien. Paderborn

Fauth-Büler, M.; Romanczuk-Seiferth, N. (2014): Von Diagnostik über Neurobiologie zur Therapie pathologischen Glücksspiels. In: DNP Der Neurologe & Psychiater 15(7-8), S. 49–57

Fehrenbach, A. (2013): Für ein paar Minuten aufs Schlachtfeld. In: ZEIT Online vom 12.12.2013

Feierabend, S.; Plankenhorn, T.; Rathgeb, T. (2014): JIM 2014. Jugend, Information, (Multi-) Media. Basisstudie zum Medienumgang 12- bis 19-Jähriger in Deutschland. Medienpädagogischer Forschungsverbund Südwest (Hg.), Stuttgart

Freeman, C. (2008): Internet gaming addiction. In: The Journal for Nurse Practitioners 4(1), S. 42–47

Freyberger, H. (2007): Brauchen wir ICD-11 und DSM-V? In: Fortschritte der Neurologie Psychiatrie 75(4), S. 191–192

Fritz, J.; Lampert, C.; Schmidt, J.-H.; Witting, T. (Hg.) (2011): Kompetenzen und exzessive Nutzung bei Computerspielern: Gefordert, gefördert, gefährdet. Schriftenreihe Medienforschung der LfM Landesanstalt für Medien Nordrhein-Westfalen (Hg.), Band 66, Berlin

Gabriel, E.; Kratzmann, E. (1936): Die Süchtigkeit. Eine Seelenkunde. Berlin

Gansen, D.; Aretz, W. (2010): Kaufsucht im Internet. Hypothesenprüfung und Modellexploration zur Klärung von Ursachen und Auslösern pathologischen Kaufverhaltens. In: Journal of Business and Media Psychology 1, S. 25–38

Gee, J. (2003). What video games have to teach us about learning and literacy. In: Computers in Entertainment (CIE) – Theoretical and Practical Computer Applications in Entertainment 1(1), S. 20

Gentile, D. (2009): Pathological video-game use among youth ages 8 to 18. A national study. In: Psychological Science 20(5), S. 594–602

Gentile, D.; Choo, H.; Liau, A.; Sim, T.; Li, D.; Fung, D.; Khoo, A. (2011): Pathological video game use among youths: A two-year longitudinal study. In: Pediatrics 127(2), S. e319–e329
Glücksspielaufsichtsbehörden der Länder (2015): Jahresreport 2014. Der deutsche Glücksspielmarkt 2014 – Eine ökonomische Darstellung. https://innen.hessen.de/sites/default/files/media/hmdis/jahresreport_2014.pdf
Green, B.; Carnes, S.; Carnes, P.; Weinman, E. (2012): Cybersex addiction patterns in a clinical sample of homosexual, heterosexual, and bisexual men and women. In: Sexual Addiction & Compulsivity 19(1–2), S. 77–98
Griffiths, M. (2003): Internet gambling: issues, concerns, and recommendations. In: Cyber Psychology and Behavior 6(6), S. 557–568
Griffiths, M. (2004): Sex addiction on the Internet. In: Janus Head 7(1), S. 188–217
Griffiths, M. (2005): A »components« model of addiction within a biopsychosocial framework. In: Journal of Substance Use 10(4), S. 191–197
Griffiths, M.; Barnes, A. (2008): Internet gambling: An online empirical study among student gamblers. In: International Journal of Mental Health and Addiction 6(2), S. 194–204
Grönemeyer, D.; Kobusch, T.; Schott, H. (Hg.) (2008): Gesundheit im Spiegel der Disziplinen, Epochen, Kulturen. Tübingen
Grüsser, S.; Thalemann, R.; Albrecht, U.; Thalemann, C. (2005): Exzessive Computernutzung im Kindesalter – Ergebnisse einer psychometrischen Erhebung. In: Wiener klinische Wochenschrift 117(5–6), S. 188–195
Haasen, C.; Kutzer, A.; Schäfer, I. (2010): Was verstehen wir unter Sucht? In: Bundesgesundheitsblatt – Gesundheitsforschung – Gesundheitsschutz. 53(4), S. 267–270
Hahn, A.; Jerusalem, M. (2001): Internetsucht: Jugendliche gefangen im Netz. In: Raithel, J. (Hg.): Risikoverhaltensweisen Jugendlicher. Formen, Erklärungen und Prävention. Opladen, S. 279–293
Hambach, W.; Hambach, C. (2015): Juristisches Glückspiel: Online-Pokerspieler freigesprochen und Online-Casinospieler verurteilt – was gilt für Online-Spieler? www.isa-guide.de/isa-law/articles/122317.html (22.2.2016)
Hand, I. (1998): Pathologisches Kaufen – Kaufzwang, Kaufrausch oder Kaufsucht. In: Lenz, G.; Demal, U.; Bach, M. (Hg.): Spektrum der Zwangsstörungen. Forschung und Praxis. Wien, S. 123–132
Harvanko, A.; Lust, K.; Odlaug, B.; Schreiber, L.; Derbyshire, K.; Christenson, G.; Grant, J. (2013): Prevalence and characteristics of compulsive buying in college students. In: Psychiatry Research 210(3), S. 1079–1085
Hayer, T.; Bachmann, M.; Meyer, G. (2005): Pathologisches Spielverhalten bei Glücksspielen im Internet. Wiener Zeitschrift für Suchtforschung 28(1-2), S. 29–41
Hayer, T.; Rumpf, H.-J.; Meyer, G. (2014): Glücksspielsucht. In: Mann 2014, S. 11–31
Heinz, A.; Friedel, E. (2014): DSM-5: wichtige Änderungen im Bereich der Suchterkrankungen. In: Der Nervenarzt 85(5), S. 571–577
Hilty, L.; Oertel, B.; Wölk, M.; Pärli, K. (2012): Lokalisiert und identifiziert. Wie Ortungstechnologien unser Leben verändern. Zürich
Hormes, J.; Kearns, B.; Timko, C. (2014): Craving Facebook? Behavioral addiction to online social networking and its association with emotion regulation deficits. In: Addiction 109(12), S. 2079–2088
Hülsmann, J. (2005): »Im Anfang ist die Beziehung«. Der pädagogische Anspruch suchtpräventiver Arbeit in der Schule. Münster

I-KiZ (Zentrum für Kinderschutz im Internet) (Hg.) (2014): Jahresbericht Annual Report 2014. Berlin
Jansz, J.; Tanis, M. (2007). Appeal of playing online first person shooter games. In: CyberPsychology and Behavior 10(1), S. 133–136
Kammerl, R. (2013): Machen Medien süchtig? Perspektiven auf das Phänomen »Exzessive Mediennutzung im Jugendalter«. In: merz – medien + erziehung. Zeitschrift für Medienpädagogik Heft 4, S. 12–17
Kammerl, R.; Hirschhäuser, L.; Rosenkranz, M.; Schwinge, C.; Hein, S.; Wartberg, L.; Petersen, K. (2012): EXIF – Exzessive Internetnutzung in Familien. Zusammenhänge zwischen der exzessiven Computer- und Internetnutzung Jugendlicher und dem (medien-)erzieherischen Handeln in den Familien. Bundesministerium für Familie, Senioren, Frauen und Jugend, Berlin
Karaiskos, D.; Tzavellas, E.; Balta, G.; Paparrigopoulos, T. (2010): P02-232-Social network addiction: a new clinical disorder? In: European Psychiatry 25, Supplement 1, S. 855
Keegan, M. (1997): A Classification of MUDs. In: Journal of MUD Research 2(2), S. 1–20
Kern, S. (2013): Zur Ätiologie der Sucht. Wer sich in ein Labyrinth begibt, sollte den Ariadnefaden nicht vergessen. In: Zeitschrift für Psychodrama und Soziometrie 11 (Supplement 1), S. 23–45
Kern-Scheffeldt, W. (2005): Peer-Education und Suchtprävention. In: Suchtmagazin 31(5), S. 3–10
Keupp, H. (Hg.) (1979): Normalität und Abweichung. Fortsetzung einer notwendigen Kontroverse. Fortschritte der Klinischen Psychologie 17, München u. a. O.
Klimmt, C. (2009): Key dimensions of contemporary video game literacy: Towards a normative model of the competent digital gamer. In: Eludamos. The Journal of Computer Game Culture 3(1), S. 23–31
Kloppe, S. (2004): Die gesellschaftliche Konstruktion der Suchtkrankheit. Soziologische und philosophische Aspekte der Genese von traditionellen Drogengebrauch in der Vormoderne bis zum Konstrukt des krankhaften Drogenmissbrauchs in der Moderne. München
Knoll, B.; Fitz, B.; Posch, P.; Sattlegger, L. (2013): Ich im Netz. Selbstdarstellung von weiblichen und männlichen Jugendlichen in sozialen Netzwerken. Büro für nachhaltige Kompetenz B-NK GmbH, Wien
Koch, J. (2012): Neuropsychologie: Exekutive Funktionen und Gedächtnis. In: Deutsches Ärzteblatt (11), S. 518–519
Kor, A.; Zilcha-Mano, S.; Fogel, Y.; Mikulincer, M.; Reid, R.; Potenza, M. (2014): Psychometric development of the problematic pornography use scale. In: Addictive Behaviors 39(5), S. 861–868
Kraepelin, E. (1909): Psychiatrie. Ein Lehrbuch für Studierende und Ärzte. Leipzig
Kratzmann, E.; Gabriel, E. (1936): Die Süchtigkeit. Eine Seelenkunde. Berlin
Kunczik, M.; Zipfel, A. (2010): Computerspielsucht. Befunde der Forschung. Bundesministerium für Familie, Senioren, Frauen und Jugend (Hg.), Berlin
Kuss, D.; Griffiths, M. (2011): Online social networking and addiction – a review of the psychological literature. In: International Journal of Environmental Research and Public Health 8(9), S. 3528–3552
Kuss, D.; Griffiths, M. (2012): Internet and gaming addiction: A systematic literature review of neuroimaging studies. In: Brain Sciences 2(3), S. 347–374

Kuss, D.; Griffiths, M.; Karila, M.; Billieux, J. (2014): Internet addiction: a systematic review of epidemiological research for the last decade. In: Current Pharmaceutical Design 20(25), S. 4026–4052
La Barbera, D.; La Paglia, F; Valsavoia, R. (2009): Social network and addiction. In: Annual Review of Cybertherapy and Telemedicine 7, S. 33–36
Laier, C.; Brand, M. (2014): Empirical evidence and theoretical considerations on factors contributing to cybersex addiction from a cognitive-behavioral view. In: Sexual Addiction & Compulsivity: The Journal of Treatment & Prevention 21(4), S. 305–321
Laier, C.; Pawlikowski, M.; Pekal, J.; Schulte, F.; Brand, M. (2013): Cybersex addiction: Experienced sexual arousal when watching pornography and not real-life sexual contacts makes the difference. In: Journal of Behavioral Addictions 2(2), S. 100–107
LaRose, R.; Eastin, M. (2004): A social cognitive theory of Internet uses and gratifications: toward a new Model of media attendance. In: Journal of Broadcasting & Electronic Media 48(3), S. 358–377
LaRose, R.; Lin, C.; Eastin, M. (2003): Unregulated Internet usage: addiction, habit, or deficient self-regulation? In: Media Psychology 5(3), S. 225–253
Lee, K.-T.; Noh, M.-J.; Koo, D.-M. (2013): Lonely people are no longer lonely on social networking sites: the mediating role of self-disclosure and social support. In: Cyberpsychology, Behavior, and Social Networking 16(6), S. 413–418
Lemmens, J.; Valkenburg, P.; Peter, J. (2011): The effects of pathological gaming on aggressive behavior. In: Journal of Youth and Adolescence 40(1), S. 38–47
Littau, K. (2006): Theories of reading: books, bodies, and bibliomania. Cambridge/Malden
Mann, K. (2014): Verhaltenssüchte. Grundlagen, Diagnostik, Therapie, Prävention. Berlin/Heidelberg
Mann, K.; Fauth-Bühler, M.; Seiferth, N.; Heinz, A.; »Expertengruppe Verhaltenssüchte der DGPPN« (2013): Konzept der Verhaltenssüchte und Grenzen des Suchtbegriffs. In: Der Nervenarzt 84(5), S. 548–556
Margraf, J.; Milenkovic, N. (2009): Klassifikation psychischer Störungen. In: Margraf/Schneider 2009, S. 181–200
Margraf, J.; Schneider, S. (Hg.) (2009): Lehrbuch der Verhaltenstherapie. Band 1: Grundlagen, Diagnostik, Verfahren, Rahmenbedingungen. Berlin/Heidelberg
McElroy, S.; Keck, P.; Pope, H.; Smith, J.; Strakowski, S. (1994): Compulsive buying: a report of 20 cases. In: The Journal of Clinical Psychiatry 55(6), S. 242–248
Meerkerk, G.-J.; Van Den Eijnden, R.; Vermulst, A.; Garretsen, H. (2009): The compulsive Internet use scale (CIUS): some psychometric properties. In: Cyberpsychology & Behavior 12(1), S. 1–6
Mertens, C.; Mangelsen, A.; Kellermann, B. (2008): Kaufsucht, eine Verhaltenssucht. In: Hamburger Ärzteblatt 9, S. 12–15
Meyer, C.; Rumpf, H.-J.; Kreuzer, A.; de Brito, S.; Glorius, S.; Jeske, C.; Kastirke, N.; Porz, S.; Schön, D.; Westram, A.; Klinger, D. et al. (2011). Pathologisches Glücksspielen und Epidemiologie (PAGE): Entstehung, Komorbidität, Remission und Behandlung. Universitätsmedizin Greifswald, Institut für Epidemiologie und Sozialmedizin; Universität zu Lübeck, Forschungsgruppe S:TEP, Klinik für Psychiatrie und Psychotherapie, Greifswald/Lübeck
Möll, G. (2014): Von Fischen und Haien. Zur Mediatisierung des Glücksspiels am Beispiel Online-Poker. In: Grenz, T. (Hg.): Unter Mediatisierungsdruck. Änderungen und Neuerungen in heterogenen Handlungsfeldern. Wiesbaden, S. 145–168

Morgan, E. (2011): Associations between young adults' use of sexually explicit materials and their sexual preferences, behaviors, and satisfaction. In: Journal of Sex Research 48(6), S. 520–530

Mueller, A.; Mitchell, J.; Crosby, R.; Gefeller, O.; Faber, R.; Martin, A. (2010): Estimated prevalence of compulsive buying in Germany and its association with sociodemographic characteristics and depressive symptoms. In: Psychiatry Research 180(2-3), S. 137–142

Müller, A.; Claes, L.; Georgiadou, E.; Möllenkamp, M.; Voth, E.; Faber, R.; Mitchell, J.; de Zwaan, M. (2014): Is compulsive buying related to materialism, depression or temperament? Findings from a sample of treatment-seeking patients with CB. In: Psychiatry Research 216(1), S. 103–107

Müller, A.; de Zwaan, M.; Mitchell, J. (2008): Pathologisches Kaufen. Kognitiv-verhaltenstherapeutisches Manual. Köln

Müller, A.; Mitchell, J.; Crosby, R.; Cao, L.; Johnson, J.; Claes, L.; de Zwaan, M. (2012): Mood states preceding and following compulsive buying episodes: an ecological momentary assessment study. In: Psychiatry Research 200(2–3), S. 575–580

Muraven, M.; Baumeister, R. (2000): Self-regulation and depletion of limited resources: does self-control resemble a muscle? In: Psychological Bulletin 126(2), S. 247–259

Opielka, M.; Oertel, B.; Evers-Wölk, M.; Henseling, C. (2014): Dialogprozesse und Diskursanalysen. In: TAB-Brief Nr. 43, S. 10–13

Pawlikowski, M.; Altstötter-Gleich, C.; Brand, M. (2013): Validation and psychometric properties of a short version of Young's Internet Addiction Test. In: Computers in Human Behavior 29(3), S. 1212-1223

Petry, J. (2003): Glücksspielsucht: Entstehung, Diagnostik und Behandlung. Göttingen

Petry, J. (2010): Dysfunktionaler und pathologischer PC- und Internet-Gebrauch. Göttingen

Petry, J. (2014a): Der pathologische »PC-/Internet-Gebrauch« als eigenständige Erkrankung – Nosologische Überlegungen. In: rausch – Wiener Zeitschrift für Suchtforschung 3(3/4), S. 169–175

Petry, J. (2014b): Pathologischer PC/Internetgebrauch: Störungsbild, Behandlung und Forschung, Teil 1. In: Die Psychodynamische Psychotherapie 13(3), S. 162–175

Petry, N. (2006): Internet gambling: an emerging concern in family practice medicine? In: Family Practice 23(4), S. 421–426

Petry, N.; Gonzalez-Ibanez, A. (2013): Internet gambling in problem gambling college students. In: Journal of Gambling Studies 31(2), S. 397–408

Pross, H. (1972): Medienforschung: Film, Funk, Presse, Fernsehen, Darmstadt

Przybylski, A.; Murayama, K.; DeHaan, C.; Gladwell, V. (2013): Motivational, emotional, and behavioral correlates of fear of missing out. In: Computers in Human Behavior 29(4), S. 1841–1848

Raab, G.; Neuner, M.; Reisch, L.; Scherhorn, G. (2005): SKSK: Screeningverfahren zur Erhebung von kompensatorischem und süchtigem Kaufverhalten. Göttingen

Rehbein, F.; Baier, D.; Kleimann, M.; Mößle, T. (2015a): Computerspielabhängigkeitsskala (CSAS): Ein Verfahren zur Erfassung der Internet Gaming Disorder nach DSM-5. Göttingen

Rehbein, F.; Hayer, T.; Baier, D.; Mößle, T. (2015b): Glücksspielverhalten unter Jugendlichen in Niedersachsen: Psychosoziale Risikoindikatoren regelmäßiger und riskanter Glücksspielnutzung im Jugendalter: Ergebnisse einer bundesweiten Schülerbefragung. In: Kindheit und Entwicklung: Zeitschrift für Klinische Kinderpsychologie 24(3), S. 171–180

Rehbein, F.; Kalke, J.; Bleckmann, P.; Rüdiger, T.-G.; Mößle, T. (2014): Verhältnisprävention bei stoffungebundenen Süchten. In: Mann 2014, S. 155–175
Rehbein, F.; Kleimann, M.; Mößle, T. (2009): Computerspielabhängigkeit im Kindes- und Jugendalter. Empirische Befunde zu Ursachen, Diagnostik und Komorbiditäten unter besonderer Berücksichtigung spielimmanenter Abhängigkeitsmerkmale. Forschungsbericht Nr. 108, Kriminologisches Forschungsinstitut Niedersachsen e. V., Hannover
Rehbein, F.; Kleimann, M.; Mößle, T. (2010): Prevalence and risk factors of video game dependency in adolescence: results of a German nationwide survey. In: Cyberpsychology, Behavior, and Social Networking 13(3), S. 269–277
Rehbein, F.; Mößle, T.; Arnaud, N.; Rumpf, H.-J. (2013): Computerspiel- und Internetsucht. Der aktuelle Forschungsstand. In: Der Nervenarzt 84(5), S. 569–575
Reisch, L.; Neuner, M.; Raab, G. (2004): Zur Entstehung und Verbreitung der »Kaufsucht« in Deutschland. In: Aus Politik und Zeitgeschichte (1–2), S. 16–22
Riemersma, J.; Sytsma, M. (2013): A new generation of sexual addiction. In: Sexual Addiction & Compulsivity: The Journal of Treatment & Prevention 20(4), S. 306–322
Rose, S.; Dhandayudham, A. (2014): Towards an understanding of Internet-based problem shopping behaviour: The concept of online shopping addiction and its proposed predictors. In: Journal of Behavioral Addictions 3(2), S. 83–89
Rosenberg, K.; Feder, L. (2014): An Introduction to Behavioral Addictions. In: Rosenberg, K.; Feder, L (Hg.): Behavioral Addictions. Criteria, Evidence, and Treatment. London, S. 1–17
Rost, W.-D. (1987): Psychoanalyse des Alkoholismus: Theorie, Diagnostik, Behandlung. Stuttgart
Roth, K. (2012): Sexsucht. Ein Ratgeber für Betroffene und Angehörige. Berlin
Rumpf, H.-J.; Kiefer, F.; Suchttherapie (2011a): DSM-5: Die Aufhebung der Unterscheidung von Abhängigkeit und Missbrauch und die Öffnung für Verhaltenssüchte. In: SUCHT 57(1), S. 45–48
Rumpf, H.-J.; Meyer C.; Kreuzer A.; John U. (2011b): Prävalenz der Internetabhängigkeit (PINTA). Bericht an das Bundesministerium für Gesundheit. Klinik für Psychiatrie und Psychotherapie Universität Lübeck (Hg.), Lübeck
Sariyska, R.; Reuter, M.; Bey, K.; Sha, P.; Li, M.; Chen, Y.-F.; Liu, W.-Y.; Zhu, Y.-K.; Li, C-B.; Suarez-Rivillas, A.; Feldmann, M. et al. (2014): Self-esteem, personality and Internet addiction: a cross-cultural comparison study. In: Personality and Individual Differences 61-62, S. 28–33
Scharkow, M.; Festl, R.; Quandt, T. (2014): Longitudinal patterns of problematic computer game use among adolescents and adults-a 2-year panel study. In: Addiction 109(11), S. 1910–1917
Scherhorn, G.; Raab, G.; Reisch, L. (1995): Kaufsucht. Bericht über eine empirische Untersuchung. Arbeitspapier 50, Universität Hohenheim, Lehrstuhl für Konsumtheorie und Verbraucherpolitik, Stuttgart
Schlimme, J. E. (2007): Zur philosophischen Anthropologie der Sucht. In: Der Nervenarzt 78(1), S. 74–80
Schlömer, H. (2003): Entwicklung der Suchtprävention in Deutschland: Konzepte und Praxis. In: Suchttherapie 4(4), S. 175–182
Schneider, J. (2005): Addiction is addiction is addiction. In: Sexual Addiction & Compulsivity: The Journal of Treatment & Prevention 12(2–3), S. 75–77

Schopen, M. (1999): Die Einführung der International Classification of Diseases (ICD-10) in Deutschland. Werkzeuge und Informationen im Internet. In: Bundesgesundheitsblatt - Gesundheitsforschung - Gesundheitsschutz 42(11), S. 827–833

Schott, H.; Tölle, R. (2006): Geschichte der Psychiatrie: Krankheitslehren, Irrwege, Behandlungsformen. München

Schuhler,P.; Sobottka, B.; Vogelgesang, M.; Fischer, T.;Flatau, M.; Schwarz, S.; Brommundt, A.; Beyer, L. (2012): Pathologischer PC-/Internet-Gebrauch bei Patient/Innen der stationären psychosomatischen und Suchtrehabilitation. Münchwies u. a. O.

Seo, Y.; Jung, S.-U. (2014): Beyond solitary play in computer games: The social practices of eSports. In: Journal of Consumer Culture, S. 1–21

Seok, S.; DaCosta, B. (2012): The world's most intense online gaming culture: addiction and high-engagement prevalence rates among South Korean adolescents and young adults. In: Computers in Human Behavior 28(6), S. 2143–2151

Sherry, J. (2004): Flow and media enjoyment. In: Communication Theory 14(4), S. 328–347

Spekman, M.; Konijn, E.; Roelofsma, P.; Griffiths, M. (2013): Gaming addiction, definition and measurement: a large-scale empirical study. In: Computers in Human Behavior 29(6), S. 2150–2155

Spode, H. (2013): Sucht aus historisch-soziologischer Sicht. In: Badura et al. 2013, S. 11–19

Steiger, J.; Müller, A. (2010): Pathologisches Kaufen. In: Psychotherapeut 55(5), S. 429–440

Stöffel, J. (2014): Free2Play-Ranking - Top 10 der Pro-Kopf-Einnahmen. GameStar, www.gamestar.de/specials/spiele/3055308/free2play_ranking.html (10.5.2016)

Subkowski, P. (2009): Störungen der Trieborganisation in Suchtentwicklungen. In: Bilitza, K. 2009, S. 51–90

Suchtpräventionsstelle Zürich (2013): Suchtpotenzial von Games, Internet und Co. Ein Update für die Suchtprävention. Stadt Zürich, Zürich

Sunderwirth, S.; Milkman, H.; Jenks, N. (1996): Neurochemistry and sexual addiction. In: Sexual Addiction & Compulsivity: The Journal of Treatment & Prevention 3(1), S. 22–32

te Wildt, B. (2015): Digital Junkies. Internetabhängigkeit und ihre Folgen für uns und unsere Kinder. München

te Wildt, B.; Dieris-Hirche, J.; Winter, F.; Vukicevic, A. (2013): Komorbidität pathologischer Internet- und Computerspielnutzung unter besonderer Berücksichtigung von Persönlichkeitsakzentuierungen und -störungen. In: Suchttherapie 14(S 01), S. 38

te Wildt, B.; Putzig, I.; Zedler, M.; Ohlmeier, M. (2007): Internetabhängigkeit als ein Symptom depressiver Störungen. In: Psychiatrische Praxis 34, Supplement 3, S. 318–322

te Wildt, B.; Rehbein, F. (2010): Diagnostik von Internet-und Computerspielabhängigkeit. In: Mücken, D.; Teske, A.; Rehbein, F; te Wildt, B. (Hg.): Prävention, Diagnostik und Therapie von Computerspielabhängigkeit. Berlin, S. 142–153

Træen, B.; Nilsen, T. (2006): Use of pornography in traditional media and on the Internet in Norway. In: Journal of Sex Research 43(3), S. 245–254

Tsitsika, A.; Janikian, M.; Tzavela, E.; Schoenmakers, T.; Ólafsson, K.; Halapi, E.; Tzavara, C.; Wójcik, S.; Makaruk, K.; Critselis, E.; Müller, K. et al. (2013): Internet use and Internet addictive behaviour among European adolescents: a cross-sectional study. National and Kapodistrian University of Athen, Athen

Turel, O.; Serenko, A. (2012): The benefits and dangers of enjoyment with social networking websites. In: European Journal of Information Systems 21(5), S. 512–528

Uchtenhagen, A. (2011): Stoffgebundene versus stoffungebundene Süchte. In: Sucht-Magazin 37(3), S. 12–14

van Rooij, A.; Zinn, M.; Schoenmakers, T.; van de Mheen, D. (2012). Treating Internet addiction with cognitive-behavioral therapy: a thematic analysis of the experiences of therapists. In: International Journal of Mental Health and Addiction 10(1), S. 69–82

Verplanken, B.; Aarts, H. (1999): Habit, attitude, and planned behaviour. Is habit an empty construct or an interesting case of goal-directed automaticity? In: European Review of Social Psychology 10(1), S. 101–134

Wagener, S. (2015): Glücksspielsucht im Internet: Wie Online-Beratung unterstützen kann. Hamburg

Wan, C.-S.; Chiou, W.-B. (2006a): Psychological motives and online games addiction: a test of flow theory and humanistic needs theory for Taiwanese adolescents. In: Cyberpsychology and Behavior 9(3), S. 317–324

Wan, C.-S.; Chiou, W.-B. (2006b): Why are adolescents addicted to online gaming? An interview study in Taiwan. In: Cyberpsychology and Behavior 9(6), S. 762–766

Werning, S. (2013): Spielkulturen – Vorüberlegungen zur Funktion und Bedeutung des Phänomens Spiel in der Gegenwartskultur. In: Koubek, J.; Mosel, M.; Werning, S. (Hg.): Spielkulturen. Funktionen und Bedeutungen des Phänomens Spiel in der Gegenwartskultur und im Alltagsdiskurs. Glückstadt, S. 7–13

WHO (World Health Organization (1994): »Life skills«. Praktische Lebenskunde – Rundschreiben. Zusammenfassung der englischen »Skills for Life Newsletter« 1–3, Genf

Wölfling, K.; Beutel, M.; Dreier, M.; Müller, K. (2014): Treatment outcomes in patients with Internet addiction: a clinical pilot study on the effects of a cognitive-behavioral therapy program. In: BioMed Research International 2014, S. 1–8

Wölfling, K.; Müller, K. (2008): Phänomenologie, Forschung und erste therapeutische Implikationen zum Störungsbild Computerspielsucht. In: Psychotherapeutenjournal 7(2), S. 128–133

Wölfling, K.; Müller, K.; Beutel, M. (2010): Diagnostische Testverfahren – Skala zum Onlinesuchtverhalten bei Erwachsenen. In: Mücken, D.; Teske, A.; Rehbein, F.; te Wildt, B. (Hg.): Prävention, Diagnostik und Therapie von Computerspielabhängigkeit. Berlin, S. 212–215

Wölfling, K.; Müller, K.; Beutel, M. (2011): Reliabilität und Validität der Skala zum Computerspielverhalten (CSV-S). In: Psychotherapie, Psychosomatik, Medizinische Psychologie 61(5), S. 216–224

Wöller, W. (2007): Tiefenpsychologisch fundierte Psychotherapie der Suchterkrankung. In: Bilitza 2007, S. 80–92

Woratschka, R. (2015): Hilfe für junge Computer-Junkies: Drogenbeauftragte: Ärzte sollen Kinder auch auf Onlinesucht untersuchen. In: Der Tagesspiegel vom 16.7.2015

Xu, H.; Tan, B. (2012): Why do I keep checking Facebook? Effects of message characteristics on the formation of social network services addiction. Proceedings of the International Conference on Information Systems (ICIS), 16.–19. Dezember, Orlando

Young, K. (1998): Internet addiction: the emergence of a new clinical disorder. In: CyberPsychology & Behavior 1(3), S. 237–244

Young, K. (2008): Internet sex addiction: risk factors, stages of development, and treatment. In: American Behavioral Scientist 52(1), S. 21–37

Young, K.; Griffin-Shelley, E.; Cooper, A.; O'mara, J.; Buchanan, J. (2000): Online infidelity: a new dimension in couple relationships with implications for evaluation and treatment. In: Sexual Addiction & Compulsivity: The Journal of Treatment and Prevention 7(1–2), S. 59–74

Yu, L.; Shek, D. (2013): Internet addiction in Hong Kong adolescents: a three-year longitudinal study. In: Journal of Pediatric and Adolescent Gynecology 26(3, Supplement), S. 10–17

Zaremohzzabieh, Z.; Samah, B.; Omar, S.; Bolong, J.; Kamarudin, N. (2014): Addictive Facebook use among university students. In: Asien Social Science 10(6), S. 107–116

Anhang

Abbildungsverzeichnis 1.